T0205875

Springer ABC

Daniele Regge • Gabriella Iussich

La colonscopia virtuale

Guida pratica all'esame,
dalle indicazioni
all'interpretazione dei dati

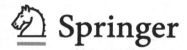 Springer

Daniele Regge
Gabriella Iussich
Direzione Operativa di Radiodiagnostica
Istituto per la Ricerca e la Cura del Cancro (IRCC)
Candiolo (TO)

ISBN 978-88-470-2549-3   e-ISBN 978-88-470-2550-9

DOI 10.1007/978-88-470-2550-9

© Springer-Verlag Italia 2012

9 8 7 6 5 4 3 2 1   2012   2013   2014

Layout copertina: Ikona S.r.l., Milano

Impaginazione: Ikona S.r.l., Milano
Stampa: Arti Grafiche Nidasio, Assago (MI)

Springer-Verlag Italia S.r.l., Via Decembrio 28, I-20137 Milano
Springer fa parte di Springer Science+Business Media (www.springer.com)

Prefazione

Nel 1992 David Joseph Vining, un giovane medico-radiologo residente al Johns Hopkins Hospital, ebbe l'intuizione di utilizzare la nuova tecnologia della *tomografia computerizzata spirale* e un software simile a quello delle simulazioni di volo, per sviluppare un nuovo test diagnostico, denominato *colonscopia virtuale*. Il nuovo esame attrasse in breve tempo l'attenzione della comunità radiologica sia negli Stati Uniti che in Europa. Nel 1999 Helen Fenlon della Boston University pubblicò sul New England Journal of Medicine i risultati dei primi 100 pazienti, che evidenziarono l'elevata sensibilità e specificità dell'esame a confronto con la colonscopia tradizionale. Dal 2003, diversi lavori scientifici, di cui alcuni italiani, hanno dimostrato l'efficacia dell'indagine nella prevenzione del cancro colon-rettale. Per questo, nel 2008, l'American Cancer Society ha introdotto nelle sue linee guida la colonscopia virtuale come test di prevenzione.

In Italia la coloscopia virtuale si sta rapidamente sostituendo al clisma opaco a doppio contrasto nella diagnosi dei tumori del grosso intestino e nella valutazione della patologia diverticolare. Il manuale è una guida pratica, concepita per accompagnare il radiologo in questo cambiamento culturale. Facendo ampio uso di tabelle, schemi e schede riassuntive, la guida riassume le modalità di preparazione, diverse per tipologia di paziente, i protocolli d'esame, l'interpretazione e la refertazione. Poiché nel caso della colonscopia virtuale la qualità dell'esame è influenzata dall'esperienza dell'operatore sanitario esecutore dell'esame, e dal medico radiologo che lo interpreta, gli autori hanno ritenuto importante dedicare un capitolo del libro all'organizzazione del servizio e al controllo di qualità. Si ritiene doveroso precisare che il contenuto del testo, non esprime solo l'esperienza degli autori, che da anni sono impegnati nella divulgazione della metodica, ma rappresenta anche la sintesi dell'attuale conoscenza scientifica e, quando questa evidenza non è presente, del consenso di un gruppo di esperti italiani e internazionali.

Il volume è il primo di una serie di manualetti tascabili sulle nuove indagini diagnostiche.

Gabriella Iussich
Daniele Regge

Indice

Introduzione

La *colonscopia virtuale* è un esame radiologico che studia l'interfaccia tra la mucosa del grosso intestino e l'aria o il liquido contenuti nel lume del viscere. Pur con dei limiti, essa offre informazioni anche sugli strati che costituiscono la parete del viscere e sul contenuto della cavità addominale. L'indagine consiste in una tomografia computerizzata (TC), spesso effettuata erogando una bassa dose di raggi X, eseguita dopo aver introdotto aria o anidride carbonica nell'intestino tramite una piccola sonda rettale, utilizzando una pompetta manuale o un insufflatore automatico. Le scansioni sono inviate a un computer dedicato ed elaborate con un software specializzato. Il risultato finale è costituito da immagini 2D ricostruite su piani differenti e immagini 3D endocavitarie, disposte in contiguità sulla stessa interfaccia. Alcune ditte propongono modalità di visualizzazione avanzata, quali la dissezione virtuale o la visione panoramica, e sistemi di diagnosi assistita dal computer (CAD). Il radiologo interagisce con le ricostruzioni 2D e naviga nel colon-retto utilizzando la realtà virtuale alla ricerca di polipi e masse che sono riconosciute se deformano il lume e/o ne riducono l'ampiezza.

Colon TC, colografia TC, colografia virtuale con TC, colonografia TC e clisma TC sono sinonimi di *colonscopia virtuale*. Oggi il termine più utilizzato è colonografia TC, traduzione letterale del termine anglosassone *CT colonography*, parola chiave introdotta nel motore di ricerca PubMed della National Library of Medicine nel 2002. Tuttavia, a parere degli autori, il termine *colonscopia virtuale* è da preferire, poiché trasmette meglio a un pubblico formato non solo da radiologi le analogie con il test di riferimento reale, la colonscopia tradizionale.

L'idea di sviluppare un programma per navigare all'interno del colon da immagini TC è riconosciuta a David Joseph Vining. Nel biennio tra il 1992 e il 1993 Vining frequenta il servizio di radiologia del Johns Hopkins Hospital,

1

dove ha occasione di utilizzare la TC spirale, allora una nuova tecnologia, e di eseguire le prime elaborazioni di realtà virtuale del corpo umano. Da questa esperienza, egli ha l'idea di utilizzare il volume di dati forniti dalla TC spirale e la tecnologia dei programmi di simulazione di volo, come quello del suo computer di casa, per navigare all'interno del lume intestinale. Nel 1993 la Wake Forest University offre al ricercatore un finanziamento per costruire un laboratorio di elaborazione delle immagini. A settembre dello stesso anno è eseguita la prima *colonscopia virtuale*. Per generare il filmato di una navigazione virtuale del colon, poi presentato nel febbraio del 1994 a Maui, nelle Isole Hawaii, durante il convegno della Society of Gastrointestinal Radiologists, furono necessarie 8 ore *[1]*. Il primo software commerciale, il Navigator della General Electric, è stato presentato al congresso della RSNA del 1995. Oggi sono più di 20 le ditte che producono software di *colonscopia virtuale*.

Questo manuale vuole avere un approccio pratico, orientato principalmente a fornire informazioni su come eseguire, interpretare e organizzare un servizio di *colonscopia virtuale*. Il testo è quindi indirizzato principalmente al personale sanitario che opera in Radiologia, che ha già esperienza e vuole perfezionarsi, o che si appresta a introdurre la metodica nella propria realtà clinica. Nell'intento degli autori l'ABC della *colonscopia virtuale* dovrà non solo trovare un posto nella tasca del camice di ogni radiologo ma anche nella libreria dei medici di medicina generale o degli specialisti interessati ad approfondire l'argomento.

Sintesi delle prestazioni diagnostiche e implicazioni pratiche

I principali indicatori della qualità di un esame radiologico sono la sensibilità e la specificità. La sensibilità misura l'abilità del test di identificare i casi positivi, mentre la specificità misura l'abilità del test d'identificare i casi negativi. Nel caso della *colonscopia virtuale* l'analisi per-paziente è la più rilevante. Non è importante conoscere il numero esatto di lesioni presenti nel colon-retto di ciascun paziente. Tuttavia, il test deve essere accurato nel distinguere soggetti che hanno una patologia clinicamente importante da soggetti che hanno un colon normale, poiché i primi dovranno sottoporsi a una colonscopia tradizionale.

La *colonscopia virtuale* è indicata per la diagnosi del cancro del colon retto. I dati della letteratura evidenziano l'elevata sensibilità dell'esame nell'identificazione del tumore maligno, con valori percentuali che secondo recenti meta-analisi sono del 95-96%, sovrapponibili a quelli della colonscopia tradizionale [2]. La sensibilità della *colonscopia virtuale* è adeguata anche nell'identificazione dell'adenoma *(vedi Tabella 1)*, anche se nel caso della lesione precoce la variabilità tra studi è elevata. Gli aspetti che influenzano maggiormente le prestazioni dell'esame sono: la preparazione, la tecnologia impiegata, le dimensioni e la morfologia delle lesioni, e l'esperienza del lettore *(vedi Tabella 2)*. Di questi argomenti e dei modi per migliorare la qualità dei processi di esecuzione e refertazione della *colonscopia virtuale* si discuterà nelle successive sezioni. Per contro, condizioni cliniche ed età del soggetto non sembrano influenzare sensibilmente le prestazioni della *colonscopia virtuale*; i risultati delle casistiche che includono solo individui asintomatici non si discostano molto da quelli di studi condotti su soggetti con sintomi d'allarme.

In alcune particolari situazioni cliniche, come nel caso della prevenzione, è importante anche la capacità del test d'individuare correttamente i soggetti negativi. In altre parole, nei soggetti asintomatici che eseguono il test per screening, la specificità deve essere alta, possibilmente superiore al 90%,

3

Autore (anno)	Tipo di popolazione	Numero di pazienti	Lesioni Target	Sensibilità per paziente (numero pazienti; %)		
				≥ 6 mm	≥ 10 mm	Cancri
Pichkardt (2003)	Asintomatici/ rischio medio	1233	Adenomi ≥ 6 mm	149/168 89%	45/48 94%	2/2 100%
Johnson (2008)	Asintomatici/ rischio medio	2531	Adenomi o cancri ≥ 5 mm	164/210 78%	108/120 90%	
Graser (2008)	Asintomatici/ rischio medio	307	Adenomi e adenomi avanzati ≥ 5 mm	42/46 91%	23/25 92%	29/30 97%
Regge (2009)	Asintomatici/ rischio aumentato	937	Adenomi avanzati ≥ 6 mm	151/177 85%	119/131 91%	39/41 95%
Liedembaum (2009)	Test del Sangue Occulto Fecale positivo	302	Adenomi avanzati ≥ 6 mm	192/211 91%	116/142 82%	21/22 95%

Tabella 1 Sensibilità della colonscopia virtuale: analisi per-paziente (Modificata da: Regge e coll. (2010) Role of CT colonography in screening programs: the present and future perspectives. Imaging in Medicine 2: 181-194)

Autore (anno)	Sensibilità per paziente per lesioni ≥10 mm (%)	Principali limiti evidenziati
Johnson (2003)	64	• Il software di visualizzazione era inadeguato • Gli esami erano eseguiti con TC spirale a strato singolo • La collimazione del fascio era di 5 mm
Cotton (2004)	55	• Gran parte dei lettori dello studio erano principianti (sensibilità lettori esperti 82%; sensibilità lettori inesperti 24%) • Gli esami erano eseguiti con TC a 2 o 4 strati • La collimazione del fascio era di 2,5-5 mm
Rockey (2005)	59	• Molti dei lettori erano inesperti (circa la metà dei lettori avevano letto meno di 50 esami di colonscopia virtuale prima di partecipare allo studio) • Per la preparazione non era stata impiegata la marcatura fecale • La modalità di lettura primaria era il 2D

Tabella 2 Fattori riscontrati in alcuni studi che possono ridurre la sensibilità della colonscopia virtuale

per evitare d'inviare alla colonscopia un numero eccessivo di soggetti sani, situazione che determina disagio per l'individuo che deve sottoporsi all'esame più invasivo, e aumento dei costi. Un modo per mantenere livelli di specificità adeguati, è quello di agire sulla confidenza diagnostica segnalando esclusivamente quei reperti patologici di cui è elevata la certezza di positività. Il concetto di confidenza diagnostica e le sue implicazioni cliniche saranno approfonditi nella sezione dedicata.

Le indicazioni

Colonscopia incompleta

Le indicazioni alla *colonscopia virtuale* sono riassunte nella **Tabella 3**. Di queste, la *colonscopia incompleta* in soggetto con sintomi d'allarme è la più consolidata; fin dal 2006 questa indicazione è stata inclusa nelle linee guida delle principali società dell'area gastroenterologica e radiologica [3]. Per avere un'idea dell'indotto di *colonscopie virtuali* che solo questa indicazione genera, è necessario conoscere il tasso di colonscopie incomplete, che in Italia nel 2008 è risultato del 17% [4]. Il tasso di endoscopie incomplete è superiore negli anziani, in cui peraltro la probabilità di avere una lesione clinicamente importante è maggiore e sono aumentate le localizzazioni al colon destro [5]. In questi casi la *colonscopia virtuale* è da preferire al clisma opaco, sia per la

	Colonscopia virtuale	Colonscopia ottica
Precedente colonscopia tradizionale incompleta	• Per valutare i segmenti del colon non esplorati alla colonscopia ottica • Per la stadiazione delle neoplasie maligne. In questo caso è necessario eseguire l'esame con mezzo di contrasto per endovena	
Soggetti fragili	• Il test preferito, in particolare se sono presenti comorbidità (malattie polmonari, cardio-vascolari, turbe della coagulazione, ecc.)	• È meno tollerata • È maggiore il rischio di complicanze
Malattia diverticolare	• Esame d'elezione, poiché permette di valutare con precisione l'estensione della malattia • È controindicata nei soggetti con malattia diverticolare acuta	• È meno tollerata • È maggiore il rischio di complicanze • Può essere tecnicamente difficile, in particolare se presente stenosi infiammatoria
Malattie infiammatorie croniche	• Indicata solo in casi particolari. Tra questi una colonscopia tradizionale incompleta • È controindicata in soggetti con malattia in fase acuta	• Indicata per la diagnosi e spesso nel follow-up
Ricerca del sangue occulto fecale positivo	• Indicata nel caso di rifiuto o di colonscopia ottica incompleta, anche in soggetti che eseguono il test per screening	• Esame d'elezione

Tabella 3 Principali indicazioni alla colonscopia virtuale

migliore accettabilità, sia per le sue superiori prestazioni diagnostiche, come documentato dallo studio inglese SIGGAR, di cui sono stati recentemente presentati i risultati preliminari *[6]*. La colonscopia tradizionale è spesso incompleta in presenza di un tumore stenosante. Poiché in questi casi devono essere ricercate eventuali lesioni sincrone, adenopatie e localizzazioni secondarie ai parenchimi, la *colonscopia virtuale* è eseguita in corso di somministrazione di mezzo di contrasto iodato per endovena *(Fig. 1)*.

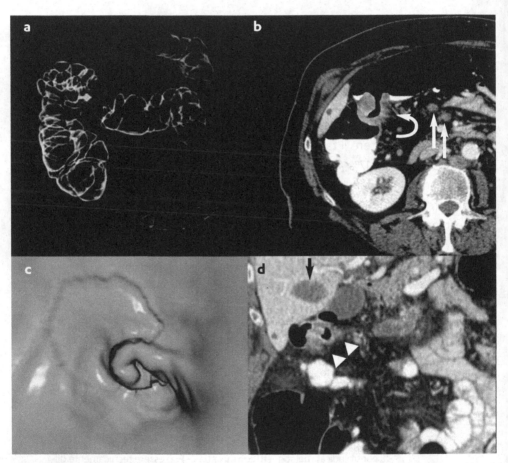

Figura 1 Uomo di 67 anni con un cancro del colon trasverso che esegue la colonscopia virtuale con mezzo di contrasto iodato e tecnica convenzionale. **a** L'immagine clisma-TC consente una visione panoramica del colon, utile all'osservatore per comprendere la forma del viscere. In corrispondenza del colon trasverso si osserva una stenosi neoplastica di circa 4 centimetri (*freccia verde*). **b** La scansione assiale con finestra per l'addome conferma la presenza della formazione espansiva stenosante. Si osserva infiltrazione del tessuto adiposo sul versante mediale della lesione (*freccia curva*) e alcuni linfonodi di aspetto metastatico in sede mesenteriale (*frecce dritte*). **c** L'immagine endoluminale mostra la componente vegetante della lesione, determinata dal sollevamento del bordo tumorale sopra il livello della mucosa normale. **d** L'immagine coronale conferma l'ispessimento neoplastico del colon (*punte di freccia*) ed evidenzia due formazioni epatiche ipodense; la maggiore è una metastasi (*freccia*)

Il soggetto fragile

La colonscopia tradizionale non è l'esame di scelta nel soggetto fragile. L'insufficienza renale può acuirsi con l'utilizzo dei lassativi comunemente impiegati per la preparazione all'esame endoscopico. In aggiunta, la sedazione profonda, sempre più spesso utilizzata durante le procedure endoscopiche, è più problematica nei soggetti fragili, nei quali è maggiore il tasso di complicanze. Infine, turbe della coagulazione possono aumentare il rischio di emorragia nel paziente sottoposto a colonscopia tradizionale, anche se esclusivamente diagnostica.

In questi casi la *colonscopia virtuale* è una buona alternativa. L'esame radiologico non richiede la sedazione del paziente. Inoltre, poiché in questi soggetti lo scopo dell'esame è di riconoscere le lesioni di grosse dimensioni, può essere effettuata una preparazione intestinale ridotta *[7, 8]*. L'esame è ben tollerato, gli eventi avversi sono ridotti e il contenuto informativo è invariato. Poiché si tratta di una TC, possono essere visualizzati anche eventuali reperti extracolici, più frequenti nei soggetti anziani. In uno studio del 2004 la prevalenza di lesioni maligne extracoliche nei soggetti ultraottantenni era più del doppio rispetto a una popolazione di soggetti più giovani *[9]*.

7

La prevenzione

Nel 2008 la *colonscopia virtuale* è stata inserita da alcune società scientifiche americane tra i test di screening del cancro del colon-retto, a fianco di colonscopia tradizionale, sigmoidoscopia e ricerca del sangue occulto fecale (FOBT) *[10]*. Nel sistema americano è l'individuo che sceglie l'esame di prevenzione, assistito dal proprio medico di fiducia, e il suo rimborso è a carico dell'assicurazione o dello stesso individuo che esegue il test. A fianco di questo modello *opportunistico* di prevenzione, ne esiste un secondo adottato da alcuni Paesi ricchi della Comunità Europea, tra cui l'Italia. In questi, il Sistema Sanitario Nazionale ha deciso di finanziare campagne di prevenzione in larga misura con il FOBT, per considerazioni prevalentemente di costo ed efficacia del test. Soggetti FOBT positivi sono sottoposti a colonscopia tradizionale, che nel 15-50% dei casi individua una neoplasia avanzata.

Oggi la *colonscopia virtuale* non è pronta per poter essere adottata su larga scala in programmi di prevenzione di massa. Infatti, poco è noto sul tasso di adesione e sulle prestazioni del test in confronto con FOBT e sigmoidoscopia, i due test utilizzati oggi in Italia per lo screening. Inoltre, la disponibilità di apparecchi TC e di lettori esperti è oggi insufficiente per pensare di adottare l'indagine come test di primo livello. Sono tuttavia in corso studi clinici atti a verificare adesione e tasso d'identificazione di lesioni avanzate della *colonscopia virtuale* in confronto con altri test. Questi studi, primi al mondo, utilizzano infrastrutture informatiche per far convergere le immagini radiologiche in un unico centro di refertazione e sistemi di diagnosi assistita dal computer. Nell'ambito dei programmi di prevenzione esiste già oggi indicazione alla *colonscopia virtuale* in quel 10-15% di soggetti FOBT positivi che rifiutano la colonscopia o che hanno eseguito una endoscopia incompleta. Utilizzato come alternativa, il test radiologico ha un tasso di positività del 50% e valore predittivo positivo dell'87,5% per polipi e masse di dimensioni superiori ai 9 mm *[11]*.

I soggetti a rischio aumentato

Un individuo può avere un rischio aumentato di contrarre un cancro del colon-retto per motivi familiari o personali. La diagnosi di adenoma avanzato o cancro del colon-retto in un familiare di primo grado di età inferiore ai 60 anni, o in due o più familiari di qualsiasi età, è da 2 a 4 volte maggiore rispetto a un soggetto di pari età senza fattori di rischio *[12]*. Pazienti con storia personale di cancro del colon-retto o di adenoma hanno un rischio aumentato di sviluppare un secondo tumore. In questo caso, la probabilità di contrarre una seconda neoplasia dipende da numero, istologia e dimensioni delle lesioni neoplastiche individuate al momento della prima diagnosi *[13]*. La cadenza del follow-up endoscopico è stabilita di conseguenza, e può variare da 6 mesi a 10 anni *[10]*. Lo studio multicentrico italiano ha dimostrato gli elevati valori di sensibilità e specificità della *colonscopia virtuale* nei soggetti a rischio aumentato *[14]*. Tuttavia, poiché i dati dello studio italiano sono gli unici oggi disponibili, la *colonscopia virtuale* non può essere oggi proposta come test di sorveglianza. In futuro l'esame potrebbe essere considerato in quei soggetti in cui è bassa la probabilità di sviluppo di una lesione metacrona, anche per contenere il carico di lavoro dei servizi di endoscopia digestiva che oggi è per circa il 30% impegnato ad eseguire esami di sorveglianza.

La malattia diverticolare

La malattia diverticolare è la patologia colica più diffusa nel mondo occidentale e la sua frequenza aumenta con l'età. Nei soggetti ultraottantenni la sua prevalenza supera il 50% *[15]*. Nel 90% dei casi i diverticoli sono localizzati al sigma; solo nel 15% dei soggetti la malattia si manifesta nel colon destro; nel 10-30% dei soggetti si può sovrapporre una condizione infiammatoria. In soggetti affetti da malattia diverticolare è importante conoscere la sede e l'estensione della malattia, e l'eventuale presenza di fenomeni infiammatori.

La *colonscopia virtuale* consente di ottenere tutte le informazioni richieste e per questo è oggi l'esame di elezione in soggetti con malattia diverticolare *(Fig. 2)*. Per contro, in questi pazienti la colonscopia tradizionale può essere di difficile esecuzione ed è aumentato il rischio di perforazione e il tasso d'incompletezza. Tuttavia, poiché non è sempre possibile distinguere con

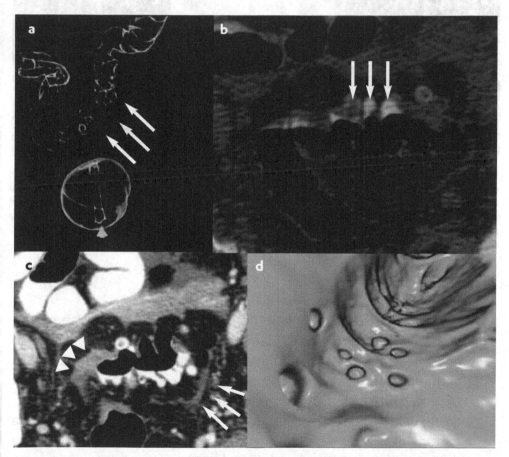

Figura 2 Donna di 50 anni con malattia diverticolare del colon. **a** Il clisma-TC valuta il grado di compromissione del colon (*frecce bianche*). **b** La scansione assiale con finestra per l'osso conferma la presenza delle formazioni diverticolari, alcune delle quali sono ripiene di feci (*frecce bianche*). **c** Nello stesso caso, l'immagine assiale con finestra addominale evidenzia l'ispessimento delle pareti del sigma (*punte di freccia*) e sottili tralci iperdensi nel tessuto adiposo, segno di estensione del processo flogistico al mesosigma (*frecce bianche*). **d** L'immagine endoluminale mostra gli orifizi diverticolari, collocati prevalentemente lungo la linea di minore resistenza situata a lato delle tenie

la *colonscopia virtuale* un ispessimento infiammatorio da una neoplasia, nei casi dubbi gli accertamenti dovranno essere completati con l'esame tradizionale *(Fig. 3)*. La diagnosi differenziale è più impegnativa quando il segmento intestinale interessato non è ben disteso, cosa che spesso capita quando è presente una patologia diverticolare. La *colonscopia virtuale* non è indicata nei soggetti con diverticolite acuta. In questi casi una TC dell'addome con mezzo di contrasto sarà sufficiente per identificare l'estensione del processo infiammatorio e la sede dell'eventuale perforazione.

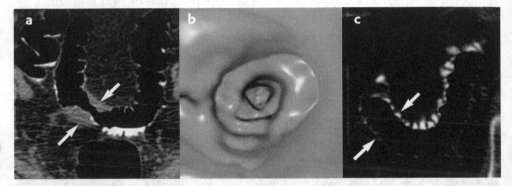

Figura 3 Donna di 67 anni con dolori addominali. **a** L'immagine assiale con finestra per l'osso mostra un circoscritto ispessimento delle pareti del sigma distale (*frecce*) e a monte, numerose formazioni diverticolari. **b** L'immagine endoluminale mostra che i bordi della lesione non sono rilevati. Si pone il sospetto di una flogosi, complicazione del quadro di malattia diverticolare. La colonscopia, ripetuta per rimuovere un polipo situato a monte della stenosi, conferma la natura flogistica dell'ispessimento. **c** La colonscopia virtuale ripetuta dopo tre anni mostra un quadro radiologico normale (*frecce*)

La malattia infiammatoria cronica (IBD)

In pazienti con sospetto clinico di IBD, la colonscopia con biopsia ed esplorazione dell'ileo terminale è l'esame d'elezione poiché consente una diagnosi istologica e un'accurata mappatura dell'estensione del processo infiammatorio. Se la colonscopia non è portata a termine, o è rifiutata dal paziente, e vi è un fondato sospetto clinico o il rilevo ecografico d'ispessimento delle pareti del colon, può essere ragionevole ricorrere a una tecnica tomografica. La risonanza magnetica (RM) è preferita per la giovane età della maggior parte dei soggetti affetti da IBD e per la sua elevata risoluzione di contrasto. Tuttavia, nei soggetti fragili e non-collaboranti la *colonscopia virtuale* può essere una buona scelta in virtù della sua elevata risoluzione temporale e spaziale e poiché è l'unica indagine radiologica affidabile nel riconoscimento sia delle lesioni a sviluppo luminale, che dei processi intramurali e dei reperti extraintestinali *[16]*. Se il quesito è di stabilire il grado d'attività della malattia, l'indagine deve essere condotta somministrando mezzo di contrasto per via endovenosa. La *colonscopia virtuale* è controindicata in soggetti portatori di IBD in cui è insorta una sintomatologia acuta; in questi casi la TC convenzionale è più sicura e altrettanto informativa.

Soggetti che hanno contratto una IBD hanno un rischio aumentato di contrarre un cancro del colon-retto da 8-10 anni dopo la prima diagnosi e dovrebbero essere sottoposti a colonscopia tradizionale. La *colonscopia virtuale* è una scelta accettabile nel caso in cui l'esame tradizionale non è stato portato a termine o è stato rifiutato dal paziente *[16]*.

Scheda riassuntiva

1) La principale indicazione alla colonscopia virtuale è un'endoscopia tradizionale incompleta.

2) La colonscopia virtuale è l'esame di elezione nei pazienti fragili, poiché altrettanto informativa e con rischio di complicanze inferiore rispetto alla colonscopia tradizionale.

3) La colonscopia virtuale è un test adeguato per identificare lesioni neoplastiche del colon-retto nei soggetti asintomatici (screening opportunistico). Tuttavia l'esame non è oggi indicato come test di primo livello in programmi di screening di massa.

4) La colonscopia virtuale è indicata in soggetti FOBT positivi che rifiutano di eseguire la colonscopia tradizionale o nei quali l'esame endoscopico è incompleto.

5) Non esiste evidenza sufficiente a favore dell'uso della colonscopia virtuale in individui con rischio aumentato di contrarre un carcinoma del colon-retto per motivi familiari e personali.

6) La colonscopia virtuale è l'esame d'elezione nella malattia diverticolare, con l'eccezione dei pazienti acuti.

7) Salvo casi eccezionali, la colonscopia virtuale non è indicata nella diagnosi e monitoraggio delle IBD.

8) La colonscopia virtuale non è indicata nel paziente acuto. In questi casi la TC con mezzo di contrasto per via endovenosa è altrettanto informativa e più sicura.

11

La preparazione all'esame

Introduzione

Un esame qualitativamente adeguato agevola il riconoscimento della patologia, riduce i tempi di lettura e semplifica l'uso del sistema CAD. Per ottenere esami di buona qualità è necessario sottoporre l'individuo a una preparazione intestinale. Questo è chiaramente dimostrato in una meta-analisi elaborata da Chaparro e coll. *[17]*. Nella suddetta analisi, la sensibilità per polipi di almeno 6 mm è risultata dell'83% nei soggetti che avevano eseguito una preparazione con lassativi, contro il 62% nel gruppo di individui che non li avevano utilizzati. La stessa analisi ha dimostrato che la sensibilità è nettamente più elevata nei soggetti che effettuano la preparazione con la marcatura fecale.

In letteratura sono descritti numerosi schemi per la preparazione alla colonscopia virtuale. *Essi includono abitualmente una restrizione dietetica, l'uso di lassativi e la marcatura delle feci.* La scelta della preparazione intestinale deve tenere conto di fattori clinici, della logistica e della disponibilità dei farmaci. I fattori che possono influenzare la scelta del tipo di preparazione intestinale sono elencati nella *Tabella 4*.

Come poc'anzi detto, le condizioni cliniche influenzano la qualità della preparazione intestinale. Soggetti stitici richiedono una preparazione più aggressiva rispetto a soggetti con alvo normale o diarroico. Tuttavia, l'uso di lassativi che determinano squilibrio elettrolitico è controindicato nei pazienti con malattie cardio-vascolari o nefropatia. Infine, anche se molto raramente, sono stati descritti eventi avversi dopo la somministrazione di mezzo di contrasto iodato per via orale. Per questo, prodotti a base di iodio sono controindicati in soggetti con allergia nota ai mezzi di contrasto somministrati per endovenosa.

Anche la logistica può influenzare la scelta della preparazione. Se il centro diagnostico si colloca a una certa distanza dalle aree residenziali, la som-

Condizioni cliniche e sintomi	Frequenza dell'alvo	Alvo regolare, diarrea, stipsi
	Altri parametri clinici	• Soggetto asintomatico - giovane • Paziente con sintomi d'allarme • Soggetto fragile e/o anziano
Logistica	Tipologia di assistenza sanitaria	Ambulatoriale/ricoverato
	Distanza del servizio diagnostico/ radiologico dal centro abitato	Vicino/distante
	Disponibilità di sala d'attesa dedicata	Sì/no
	Servizi igienici dedicati	Sì/no
Farmaci	Disponibilità di farmaci (mezzo di contrasto, lassativi, ecc.)	Sì/no
	Avvisi da parte di agenzie del farmaco (AIFA, EMA, FDA)	Sì/no

Tabella 4 Fattori che possono influenzare la scelta della preparazione intestinale

ministrazione del mezzo di contrasto iodato per via orale per la marcatura fecale potrà essere eseguita in radiologia, invitando il paziente a presentarsi in reparto 2-3 ore prima dell'esame. In questo modo l'individuo non dovrà recarsi in ospedale i giorni precedenti, esclusivamente per ritirare il flacone con il mezzo di contrasto. Tuttavia, fare sostare un certo numero di soggetti in sala d'attesa per alcune ore prima dell'esame, può non essere praticabile se la sala d'attesa ha dimensioni ridotte e/o se non sono disponibili servizi igienici adeguati.

La dieta

Chi esegue una colonscopia virtuale deve sottoporsi a una dieta priva di scorie per almeno due giorni prima dell'esame. La *Tabella 5* elenca gli alimenti consigliati e quelli controindicati. Il giorno dell'esame il paziente potrà assumere esclusivamente una dieta liquida. Il contributo della dieta alla buona riuscita dell'esame è stato dimostrato recentemente in uno studio randomizzato condotto da Liedenbaum e coll. *[18]*. Questo studio olandese ha evidenziato un miglioramento della qualità dell'esame, una maggiore sensibilità della *colonscopia virtuale* e un minor numero di falsi positivi nei soggetti sottoposti a dieta priva di scorie rispetto a un gruppo di soggetti altrettanto numerosi che avevano mantenuto un'alimentazione normale.

Generi alimentari	Cibi consentiti	Cibi da evitare
Farinacei	Pane di farina 00, cracker e biscotti.	Prodotti di farina integrale; prodotti da forno che contengono crusca, prodotti di granturco, farina d'avena, pop-corn e cereali a chicchi interi.
Dolci	Torte e biscotti semplici, ghiaccioli, yogurt naturale con pochi grassi, crema pasticcera, gelatine, gelato senza cioccolato e nocciole.	Cioccolato, alimenti con farina integrale e yogurt con pezzi di frutta.
Frutta	Banane mature e sciroppi.	Frutta secca, cocco, frutti di bosco, frutta non cotta, nocciole e altri semi.
Verdure	Patate bianche bollite senza la buccia, carote.	Tutte le altre verdure comprese verdure fritte o crude, broccoli, cavolo e cavolfiore, spinaci, piselli, mais, e altre verdure con semi.
Condimenti	Margarina, olio, maionese leggera.	Burro, strutto e qualsiasi cosa che contenga alimenti che sono già stati esclusi.
Carne e formaggio	Carne di pollo e tacchino, pesce, frutti di mare, uova e formaggio magro.	Carne rossa e formaggio fatto con latte intero.
Brodi	Brodo vegetale (carote o patate), eliminando la parte solida delle verdure.	Passati di verdura.
Bevande	Latte scremato, tutte le bevande decaffeinate, bevande contenenti caffeina in quantità molto ridotta, succhi di frutta senza polpa.	Caffè espresso, cappuccino, latte intero, succhi di frutta con polpa, tutte le bevande alcoliche

Tabella 5 I giorni precedenti l'esame è necessario sottoporsi a una dieta priva di scorie. La tabella elenca gli alimenti consentiti dalla dieta e quelli controindicati

La catarsi

Il termine greco "catarsi" significa purificazione; in medicina esso è sinonimo di pulizia intestinale. In commercio sono disponibili diversi agenti catartici, o lassativi, che differiscono per meccanismo d'azione, gradevolezza ed effetti collaterali. La *Tabella 6* indica le principali categorie di farmaci lassativi e i loro nomi commerciali. A dosi ridotte alcuni dei farmaci hanno solo un modesto effetto lassativo e per questo sono anche definiti emollienti delle feci. Questi ultimi trovano indicazione nei trattamenti prolungati della stipsi o nella malattia diverticolare.

Anche alcuni mezzi di contrasto iodato hanno un'osmolarità superiore a quella del plasma. Poiché questi prodotti richiamano fluidi nel lume intestinale, essi hanno un effetto lassativo se somministrati per via orale. L'azione catartica è maggiore per gli agenti ionici a base di sodio e meglumina dia-

Meccanismo d'azione	Principio attivo	Nome commerciale
Lavaggio	Polietilenglicole	Isocolan 4000, Onligol (Macrogol 4000), Movicol (Macrogol 3350), MoviPrep (Macrogol 3350), Selg-Esse (Macrogol 4000), Polietilenglicole ABC (Macrogol 4000), LoVol-esse
Lassativi stimolanti	Bisacodile	Dulcolax, LoVOLdyl, Verecolene C.M., confetto Falqui CM
Agenti osmotici	Estratti di senna	X-Prep, Fibrolax Complex
	Citrato di magnesio	Non disponibile in Italia
	Fosfato di sodio	Fosfo Soda Fleet, Clisma Fleet, Clisma Lax
	Mezzo di contrasto iodati iperosmolari	Gastrografin (diatrizoato), Telebrix (ioxitalamato)

Tabella 6 Principali categorie di farmaci lassativi utilizzati per la pulizia del colon

trizoato. Nella *Tabella 7* è indicata l'osmolarità dei principali mezzi di contrasto iodato. Se da un lato l'effetto catartico degli agenti di contrasto è sicuramente utile poiché contribuisce alla pulizia intestinale, essi vanno utilizzati con cautela se associati ad altri lassativi, specie nei soggetti defedati. L'uso congiunto di diversi agenti catartici può comportare un'eccessiva disidratazione e una diarrea importante.

Recentemente sono stati segnalati 10 casi d'insufficienza renale acuta causata dalla somministrazione di fosfato di sodio in una dose massima di 48 mg [19]. Anche se in tutti i casi descritti erano presenti fattori predisponenti l'insufficienza renale (ipertensione, uso di antinfiammatori, diabete, ecc.), oggi l'uso di prodotti a base di fosfato di sodio per la pulizia intestinale è sconsigliato. Peraltro, anche altri lassativi di tipo osmolare, quali il solfato o

Nome del farmaco	Nome commerciale	Tipo di composto	Contenuto/ quantità di iodio (mgl/ml)	Osmolarità (mOsm/L)
Plasma umano	//	//	//	275-299
Diatrizoato	Hypaque	Ionico	300	1550
Diatrizoato	Gastrografin	Ionico	370	1940-2140
Ioxitalamato	Telebrix	Ionico	350	2130
Iopamidolo	Gastromiro	Non-ionico	370	796
Ioexolo	Omnipaque	Non-ionico	350	884
Iopromide	Ultravist	Non-ionico	370	774
Iodixanolo	Visipaque	Dimero non-ionico	320	290

Tabella 7 Osmolarità dei principali mezzi di contrasto iodati

il citrato di magnesio, sono da utilizzare con cautela poiché possono raramente provocare disfunzioni renali, specie nei soggetti anziani o con turbe dell'equilibrio elettrolitico *[20]*.

Per i motivi sopra citati, quasi tutte le preparazioni oggi includono un lassativo a base di polietilenglicole (PEG), che può essere associato a un secondo lassativo di tipo stimolante. Con i prodotti a base di PEG la pulizia intestinale è quasi sempre di buona qualità, anche se talvolta il residuo liquido è abbondante *[21]*. Tuttavia, l'uso delle soluzioni di lavaggio è percepito dalla maggioranza dei pazienti come la parte peggiore dell'esame *[22]*. Gli effetti collaterali più frequenti sono i crampi, il senso di pienezza, la nausea e il vomito; almeno uno di questi sintomi è presente in oltre il 90% degli individui. La preparazione è percepita come molto fastidiosa dal 40% dei soggetti *[23]*. L'uso di prodotti in cui la quantità di soluzione è di 2 invece che 4 litri, riduce a meno della metà i soggetti con effetti collaterali gravi *[23]*. Per questo oggi, quasi tutte le preparazioni prevedono l'uso di soluzioni PEG diluite in 2 litri di acqua.

Qualora si voglia favorire l'accettabilità dell'esame, cosa che potrebbe essere utile per aumentare il tasso di adesione al test diagnostico, si può ricorrere a preparazioni più blande, in cui è ridotta la quantità di lassativo impiegato. Nei soggetti relativamente giovani e asintomatici sembra che quest'approccio sia efficace nell'aumentare la tolleranza e non comprometta la qualità dell'esame *[21]*. Utilizzando una preparazione ridotta, il tasso di esami non adeguati nel programma di screening con *colonscopia virtuale* della Regione Piemonte è stato del 3,7% (dati non pubblicati). Un uso ridotto di lassativi è consigliato anche nei soggetti anziani, dove scopo dell'esame non è di identificare le piccole lesioni premaligne ma il cancro *[7, 8]*.

La marcatura fecale
La marcatura fecale consiste nella somministrazione per via orale di un mezzo di contrasto a base di iodio e/o bario. La *Tabella 8* illustra i vantaggi dell'uso della marcatura fecale. I prodotti a base di bario sono inerti e di conseguenza non hanno effetto catartico. Tuttavia, il bario produce una marcatura disomogenea che può complicare la lettura dell'esame, in particolare se sono utilizzati software CAD. Inoltre, con preparazioni a base di bario non è possibile effettuare subito una colonscopia tradizionale, qualora

Vantaggi della preparazione con marcatura fecale	• Consente d'identificare lesioni nascoste sotto il liquido	• Aumenta il numero di veri positivi e quindi incrementa la sensibilità
	• Riduce o elimina completamente i residui fecali non marcati	• Riduce i falsi positivi e di conseguenza aumenta la specificità
	• Riduce la quantità di lassativo necessario per una preparazione di buona qualità	• Migliora l'accettabilità dell'esame
	• Elimina la necessità di somministrare il mezzo di contrasto per via rettale	
Svantaggi della preparazione con marcatura fecale	• Il mezzo di contrasto iodato non è in vendita in farmacia. Il paziente deve recarsi in ospedale per ritirare il farmaco	• Maggior tempo dedicato all'esame
	• Sono descritti rarissimi casi di reazione allergica dopo somministrazione per via orale del mezzo di contrasto iodato	• L'utilizzo è controindicato in soggetti con storia di allergia ai mezzi di contrasto iodati
	• Se somministrati per via orale, i mezzi di contrasto iperosmolari provocano diarrea in circa il 30% dei casi	• La diarrea può determinare una riduzione della tolleranza all'esame

Tabella 8 Vantaggi e svantaggi della preparazione con marcatura fecale

questa fosse necessaria a completamento dell'esame virtuale, a meno che al paziente non sia proposto un supplemento di preparazione. Per i motivi suddetti, l'uso esclusivo della marcatura fecale con mezzi di contrasto iodati è preferita. Gli agenti di contrasto iodato sono controindicati esclusivamente nei soggetti con allergie note alla loro somministrazione endovenosa. L'uso contemporaneo di bario e iodio per la marcatura non è consigliato poiché aumenta la complessità dello schema di preparazione.

Schemi per la preparazione

Gli schemi di preparazione più utilizzati in Italia sono elencati nella *Tabella 9*. Si distinguono per le seguenti tre categorie di soggetti: il sintomatico, l'anziano e l'asintomatico. Nei soggetti asintomatici e negli anziani è ridotto l'utilizzo di lassativi, nei primi per migliorare l'accettabilità del test e quindi l'adesione a iniziative di prevenzione, nei secondi per contenere il tasso di eventi collaterali. In tutti i casi, per la marcatura sono utilizzati esclusivamente mezzi di contrasto a base di iodio. Se il paziente è ricoverato è preferibile somministrare il mezzo di contrasto il giorno precedente l'esame, mentre è più vantaggioso per il paziente ambulatoriale assumere il mezzo di contrasto al momento dell'arrivo in ospedale, 2 ore prima della colonscopia virtuale. L'assunzione del mezzo di contrasto il giorno stesso dell'esame dimezza la quantità di farmaco richiesta, riduce il numero di scariche

	Screening [21]	Soggetto sintomatico	Paziente anziano [7]	Dopo colonscopia incompleta
Età	50-75 anni	< 75 anni	> 75 anni	Qualsiasi età
Dieta priva di scorie	Sì	Sì	Sì	Non necessaria
Tipologia di lassativo	Polietilenglicole (Macrogol 3350)	Polietilenglicole (Macrogol 4000) eventualmente + lassativo stimolante	Nessuno	Nessuno
Modalità di somministrazione del(i) lassativo(i) e posologia	Tre bustine di Movicol ai pasti principali, i 3 giorni precedenti l'esame	4 compresse di LoVOLdyl alle 13 + 2 bustine per ogni litro di acqua di LoVOL-esse (per un totale di 4 bustine in 2 litri di acqua) dalle 17 del giorno precedente l'esame	--	--
Mezzo di contrasto	Iperosmolare	Iperosmolare	Iperosmolare	Iperosmolare
Modalità di somministrazione del mezzo di contrasto e posologia	2-3 ore prima dell'esame, 1 mg/Kg di mezzo di contrasto diluiti in 500 cc di H_2O. A seguire altri 500 cc di H_2O	2-3 ore prima dell'esame, 1 mg/Kg di mezzo di contrasto diluiti in 500 cc di H_2O. A seguire altri 500 cc di H_2O oppure 100-150 ml di mezzo di contrasto diluiti in 1 litro H_2O, il giorno precedente l'esame (in una o due dosi)	2 dosi da 75-80 mg di mezzo di contrasto, rispettivamente a pranzo e a cena del giorno precedente	2-3 ore prima dell'esame, 1 mg/Kg di mezzo di contrasto diluiti in 500 cc di H_2O. A seguire altri 500 cc di H_2O

Tabella 9 Schemi di preparazione intestinale comunemente impiegati in Italia

diarroiche e consente l'intervento immediato del personale sanitario nella rarissima eventualità che si verifichi una reazione allergica [21].

Scheda riassuntiva

1) Per ottenere un esame di buona qualità diagnostica è necessaria un'adeguata preparazione intestinale.

2) Lo schema della preparazione deve essere semplice e dettagliato in un foglietto informativo.

3) La preparazione intestinale include una dieta priva di scorie, agenti catartici e mezzo di contrasto iodato per via orale.

4) Negli anziani e/o fragili i lassativi potrebbero non essere necessari poiché in questi soggetti la lesione target è il carcinoma.

5) I lassativi a base di PEG sono sicuri ed efficaci ma talvolta il fluido residuo è abbondante.

6) I lassativi a base di fosfato di sodio sono controindicati.

7) L'uso esclusivo dei mezzi di contrasto iodati è consigliato poiché la marcatura è più omogenea, facilitando l'interpretazione dell'esame. Tuttavia, alcune preparazioni a base di iodio hanno un effetto lassativo.

8) L'utilizzo di prodotti a base di iodio è sconsigliato nei soggetti allergici al mezzo di contrasto somministrato per endovena.

La tecnica d'esame

La posizione del paziente

La colonscopia virtuale consiste in una doppia acquisizione volumetrica, eseguita con paziente in posizione prona e supina. L'ordine con cui sono eseguite le due scansioni non influenza la qualità dell'esame. Tuttavia, per facilitare il reperimento di un accesso venoso nel caso il soggetto debba eseguire lo studio con il mezzo di contrasto, è preferibile eseguire la scansione supina per ultima. La doppia acquisizione è eseguita per incrementare l'identificazione delle lesioni neoplastiche e per ridurre il tasso di falsi positivi *[24]*. I due principali motivi per cui il test aumenta la sua accuratezza diagnostica con la doppia acquisizione sono elencati di seguito:

1)   quasi mai la superficie colica è interamente valutabile in una singola scansione. Le principali cause di mancata visualizzazione dell'interfaccia aria/mucosa sono le seguenti: insufficiente distensione di uno o più segmenti del colon, residui fecali non marcati o con marcatura disomogenea, artefatti generati dal respiro o da altri movimenti volontari o involontari del soggetto durante l'esecuzione dell'esame;

2)   l'identificazione di un reperto nelle due scansioni aumenta la confidenza diagnostica del lettore nella diagnosi. Se un reperto modifica la sua posizione al variare del decubito, è probabile che si tratti di un residuo fecale o di un corpo estraneo. Se, per contro, un reperto radiologico è immobile, si tratta verosimilmente di una lesione colica. Tuttavia, vi sono due eccezioni a questa regola che possono confondere il lettore. La prima è che talvolta, al variare del decubito del paziente uno o più segmenti del colon cambiano posizione, rendendo difficile un giudizio sulla mobilità del reperto. In questi casi può essere utile confrontare le immagini tipo clisma opaco nelle due proiezioni per verificare se vi è stata una rotazione del colon nel punto in cui è stato identificato il reperto sospetto *(Fig. 4)*. La seconda situazione difficile può verificarsi quando il

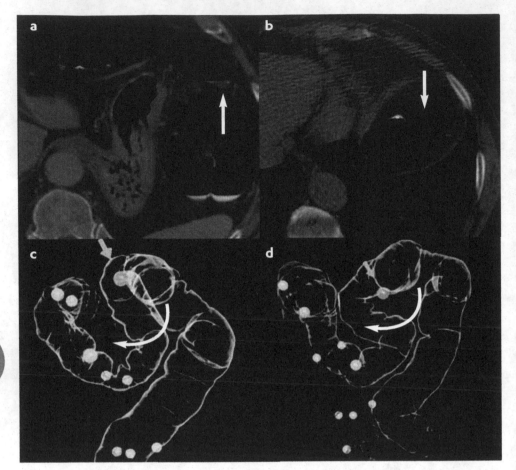

Figura 4 Paziente di 67 anni sottoposto a colonscopia virtuale in seguito a positività del sangue occulto fecale. **a** L'immagine assiale, eseguita con paziente in posizione prona, evidenzia un polipo di aspetto sessile di 9 millimetri (*freccia bianca*) localizzato a livello della flessura splenica e con base d'impianto sul versante posteriore di una plica. **b** La scansione assiale con paziente in posizione supina mostra, sempre a livello della flessura splenica, un polipo di aspetto peduncolato con impianto sul margine anteriore di una plica, a livello della cresta (*freccia bianca*). I riscontri sembrano riferirsi a due polipi diversi. Tuttavia, da un'attenta valutazione delle immagini clisma-TC (**c, d**) è possibile capire che si tratta dello stesso polipo (*sfera rossa*). Il reperto sembra collocarsi in una posizione differente ma in realtà, è la flessura epatica che si trova in una sede diversa nelle due posizioni poiché il colon si è ruotato a seguito di un parziale srotolamento del trasverso (*freccia curva*). In questi casi l'attenta analisi delle immagini clisma-TC in diverse proiezioni può essere decisiva

polipo è dotato di un peduncolo lungo e sottile. In questa condizione il polipo è talmente mobile da simulare un residuo fecale. Può aiutare la ricerca del peduncolo con una finestra ampia, tipo quella adottata per visualizzare il parenchima polmonare *(Fig. 5)*. La diagnosi differenziale non si basa esclusivamente sulla mobilità del reperto ma anche su altre caratteristiche semeiologiche quali la tessitura e la modalità di contatto con la superficie mucosa *(Fig. 6)*.

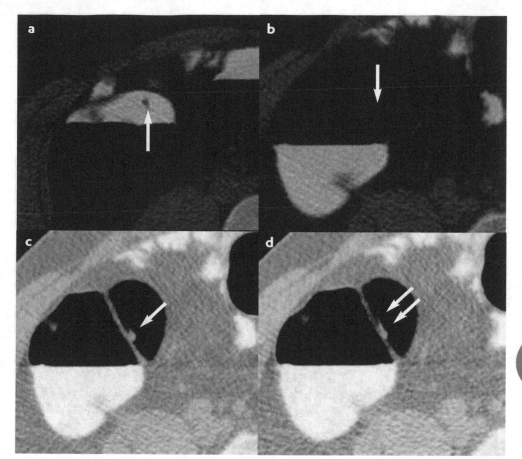

Figura 5 Uomo asintomatico di 60 anni, che esegue una colonscopia virtuale per prevenzione. **a** L'immagine assiale a paziente prono e con finestra per l'osso mostra un'immagine ipodensa del colon ascendente con diametro di 5 mm, sommersa nel liquido marcato (*freccia bianca*). L'aggetto non pare avere connessioni con la parete del colon e si ipotizza quindi possa trattarsi di un residuo fecale non marcato o di un corpo estraneo (seme o pastiglia). **b** Con il paziente in posizione supina l'oggetto cambia posizione adagiandosi contro una plica (*freccia bianca*). Vista la sua mobilità, il reperto sembrerebbe confermato. Tuttavia, modificando il livello e l'ampiezza della finestra, portandola a valori simili a quelli utilizzati per lo studio del parenchima polmonare (**c, d**) si nota la presenza di un sottile peduncolo (*frecce bianche*), per cui il lettore pone il sospetto di polipo. Il reperto è confermato dalla colonscopia tradizionale. All'esame istologico il polipo risulta essere un piccolo adenoma con displasia di basso grado

Se il paziente, per la sua costituzione fisica e/o per le sue povere condizioni cliniche, è impossibilitato a mantenere la posizione prona, si consiglia di eseguire la seconda scansione in un decubito alternativo, di norma il decubito laterale destro o sinistro. Il decubito laterale può anche essere eseguito in aggiunta, nel caso di mancata distensione di uno o più segmenti colici in entrambi i decubiti principali. Il sigma è il tratto del colon che più spesso è collassato in entrambe le scansioni, con maggiore frequenza in soggetti affetti

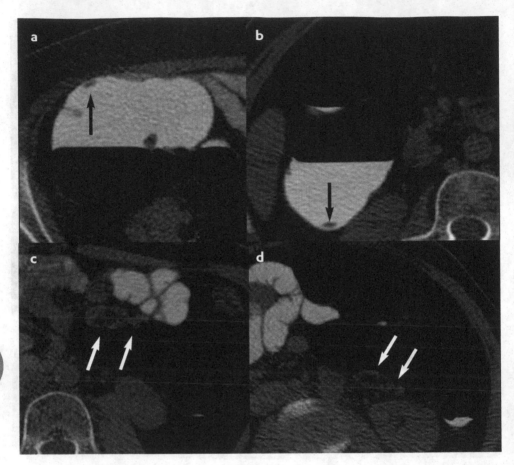

Figura 6 Caso 1. Soggetto con corpo estraneo nel colon ascendente. **a** Nella scansione assiale eseguita con paziente in posizione prona si osserva una formazione allungata, con densità parenchimatosa, immersa nel fluido marcato ed apparentemente non in contatto con la parete del colon (*freccia nera*). **b** Nella corrispondente scansione assiale con paziente supino, l'immagine modifica la sua posizione, collocandosi in prossimità della parete contrapposta (*freccia nera*). Poiché il paziente aveva mangiato una fetta d'anguria il giorno prima dell'esame, si tratta verosimilmente di un seme. I semi e altre scorie alimentari possono rendere difficoltosa la valutazione dell'esame. Per questo motivo nella preparazione all'esame è inclusa una dieta priva di scorie. **Caso 2.** Soggetto con abbondanti residui fecali nel colon. **c, d** Entrambe le scansioni assiali mostrano una formazione di aspetto disomogeneo per la presenza al suo interno di piccole bolle gassose, che varia con il decubito (*frecce bianche*). La tessitura disomogenea e la mobilità del reperto sono tipici dei residui fecali

da malattia diverticolare. Poiché il sigma si colloca nel cavo addominale prevalentemente a sinistra, esso si distende più facilmente quando il paziente è posizionato in decubito laterale destro. I fattori che aumentano la probabilità di utilizzo del decubito laterale sono l'età – sopra gli 80 anni il decubito laterale è aggiunto in circa il 20% degli esami – e l'indice di massa corporea – soggetti obesi richiedono più spesso un decubito aggiuntivo [25].

L'insufflazione del colon

La distensione del colon si ottiene mediante l'introduzione di un gas – aria o anidride carbonica – attraverso una sonda rettale. La manovra costituisce la parte più delicata dell'esame poiché da essa dipende in gran parte la sua qualità. Inoltre, le rare complicanze descritte in corso di colonscopia virtuale sono quasi tutte avvenute durante la fase d'insufflazione del colon. *La distensione è adeguata quando tutti i segmenti intestinali sono visualizzati in almeno una delle due posizioni.* Quando collabiti, i segmenti colici possono simulare un ispessimento di parete o mascherare eventuali patologie di origine mucosa e quindi ridurre l'accuratezza diagnostica del test. Per garantire la massima probabilità di successo della manovra d'insufflazione si consiglia di seguire le seguenti regole:

1) al contrario della preparazione intestinale, la cui buona riuscita è influenzata dal paziente, la qualità della distensione intestinale è in gran parte operatore-dipendente. Per questo, *prima di avviare presso il proprio centro un programma di colonscopia virtuale si consiglia di formare adeguatamente il personale di sala;*

2) l'insufflazione del colon deve essere evitata se sono presenti patologie intestinali acute quali: malattia diverticolare o IBD in fase attiva, malattia infettiva, sospetta ischemia intestinale ed esito recente d'intervento sul colon-retto. In soggetti con ileo- o colostomia l'insufflazione del colon può non essere praticabile;

3) *l'introduzione della sonda rettale deve essere eseguita da personale sanitario addestrato,* preferibilmente da un infermiere o da un medico radiologo. Prima di introdurre il catetere, può essere utile eseguire l'esplorazione digitale del retto per escludere una patologia che possa causare il suo inserimento in una falsa via, quale ad esempio una ragade, fistola o esito d'intervento;

4) *il catetere rettale deve essere sottile, flessibile e dotato di un palloncino all'estremità, per impedire la fuoriuscita di liquido fecale e aria durante l'esame* **(Fig. 7)**. Il palloncino è insufflato da una via accessoria con un massimo di 30-40 cc di aria, immediatamente dopo l'inserimento del catetere. L'eccessiva distensione del palloncino o il suo riempimento con acqua possono mascherare eventuali lesioni dell'ampolla rettale, specie se poco cospicue **(Fig. 8)**. *Per evitare di misconoscere una lesione del tratto distale*

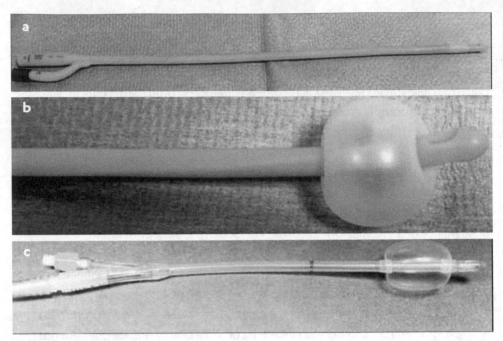

Figura 7 Nelle figure (**a, b**) è riprodotta l'immagine di un catetere di tipo Foley di 24 French di calibro, normalmente utilizzato per la raccolta dell'urina. Si tratta di una sonda in silicone o lattice, molto flessibile, dotata di 2 vie di cui una per insufflare il palloncino di ancoraggio, posto all'estremità del catetere. Il Foley è utilizzato anche per introdurre gas durante esami di colonscopia virtuale. Il palloncino disteso con aria (massimo di 20 cc) evita la perdita di liquidi fecali o la fuoriuscita di gas. Se si dispone di un insufflatore automatico di CO_2 sarà necessario l'impiego di una sonda dedicata (**c**) dal costo di circa 15-25 euro. Poiché la foggia è molto simile a quella del catetere vescicale, il costo è determinato dall'esclusività del prodotto e dalla necessità in aggiunta di un raccordo per il suo collegamento con il dispositivo d'insufflazione. Entrambi i cateteri sono preferibili a quelli in plastica rigida poiché hanno una minore azione abrasiva sulla mucosa rettale

del retto si consiglia di sgonfiare il palloncino poco prima della seconda acquisizione TC;

5) *per distendere il colon è consigliato l'utilizzo di un insufflatore automatico.* L'impiego del dispositivo automatico migliora la distensione del colon sinistro nella posizione supina *[26, 27]*. Quanto sopra, non giustifica da solo l'utilizzo dell'insufflatore, che ha un costo di acquisto e richiede l'impiego di cateteri proprietari. Il vantaggio maggiore dell'insufflazione automatica è nella possibilità di regolare la pressione con cui il gas è introdotto nel colon. Il limitatore di pressione riduce la probabilità che accada una perforazione o una crisi vasovagale e aumenta il confort del paziente. Con la maggior parte degli strumenti, la pressione d'insufflazione può essere modificata durante l'esame. Poiché la distensione dell'ampolla rettale può

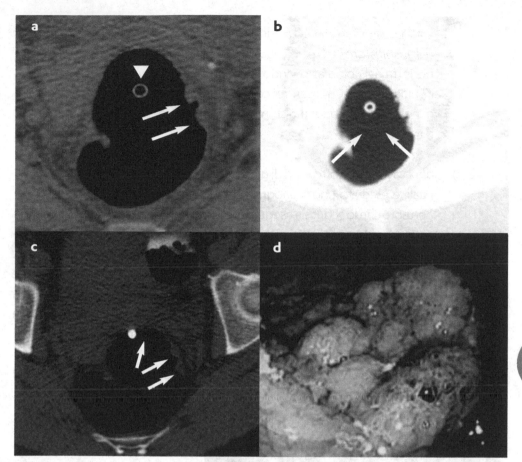

Figura 8 Donna di 75 anni con stipsi, ematochezia e dolori in regione anale. **a** La scansione assiale con paziente in posizione prona mostra due formazioni aggettanti nel lume intestinale (*frecce bianche*) localizzate in prossimità della sonda rettale (*punta di freccia*). **b** Modificando livello e finestra, si apprezza una tenue immagine curvilinea (*frecce bianche*) che corrisponde al palloncino della sonda. Il palloncino insufflato impronta la parete anteriore del retto. **c** La scansione assiale, eseguita a paziente prona e dopo aver sgonfiato il palloncino, mostra che la lesione è in realtà molto più estesa dell'atteso (*frecce bianche*). Riassumendo, se molto disteso, il palloncino può impedire la visualizzazione di una lesione o sottostimarne l'estensione. Si raccomanda quindi di sgonfiare il palloncino in una delle due proiezioni per "smascherare" possibili aggetti rettali. Nel caso specifico (**d**) si tratta di una lesione piatta, un *lateral spread tumour* di circa 3,5 cm di diametro, adenoma con alto grado di displasia all'esame istologico

provocare dolore, si consiglia di iniziare l'insufflazione con una pressione bassa, di circa 10-15 mmHg. Questa potrà poi essere aumentata gradualmente durante l'esame, fino a un massimo di 25 mmHg;

6) *l'anidride carbonica è preferita all'aria per distendere il colon, poiché è assorbita dalla mucosa intestinale molto più rapidamente.* Il fastidio o il dolore crampiforme talvolta determinato dall'introduzione del gas è di minore

entità quando si utilizza l'anidride carbonica *[26,27]*. Tuttavia, *in mancanza dell'insufflatore l'aria è una buona scelta, efficace ed economica.* L'aria è introdotta nel colon azionando una pompetta manuale. La quantità di gas insufflato varia nei pazienti secondo la loro tolleranza e soglia del dolore. In genere per una buona distensione sono sufficienti 40-60 compressioni manuali;

7) dopo aver introdotto 2 litri di gas, equivalente a circa 40 compressioni manuali, è eseguito uno scanogramma digitale di centratura, o scout. È importante che lo scout sia eseguito sia in proiezione antero-posteriore sia in proiezione laterale, poiché solo la valutazione congiunta dei due radiogrammi assicura una corretta valutazione della distensione intestinale *(Fig. 9)*. Con l'insufflatore automatico la somministrazione di gas non deve essere interrotta fino alla fase finale dell'esame, indipendentemente dalla quantità di anidride carbonica erogata. In alcune condizioni (dolicocolon, valvola ileo-cecale beante) la quantità di gas erogato può superare i 10 litri;

8) al termine dell'esame si consiglia di lasciare defluire il liquido fecale e il gas in un sacchetto di raccolta. La manovra consente di ridurre il dolore, se presente, e di accelerare il ritorno alla normalità del paziente.

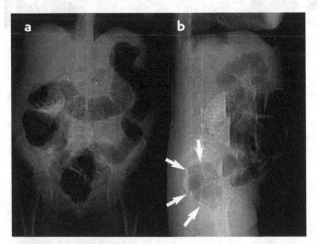

Figura 9 Per valutare la qualità della distensione intestinale è indispensabile che lo scanogramma di centratura, o scout, sia eseguito nelle due proiezioni antero-posteriore (**a**) e latero-laterale (**b**). L'immagine in proiezione antero-posteriore permette di valutare la distensione di tutto il colon, con l'eccezione di sigma e retto che sono difficilmente indagabili poiché almeno in parte sovrapposti. Lo scout laterale è utile per valutare l'ampolla rettale e il giunto retto-sigma (*frecce bianche*). Il caso riprodotto nelle immagini mostra una buona distensione di tutti i segmenti, incluso il colon-retto, ed è quindi possibile procedere con l'acquisizione. Se è utilizzato un insufflatore automatico si consiglia di non interrompere l'erogazione del gas durante l'acquisizione, per evitare il collasso di parte del colon

L'uso di spasmolitici

La butilscopolamina, il cui nome commerciale è Buscopan, è un farmaco spasmolitico derivato della ioscina, un alcaloide estratto da piante della famiglia *Solanaceae*. Nel 2003, un trial clinico randomizzato condotto su soggetti sottoposti a colonscopia virtuale, ha dimostrato che con il Buscopan era possibile ottenere una migliore distensione del colon *[28]*. Inoltre, è dimostrato che il farmaco riduce il dolore spesso avvertito dai pazienti durante l'insufflazione e al termine dell'esame. Per questo, oggi *la somministrazione di Buscopan è consigliata di routine prima dell'erogazione di aria o anidride carbonica*. La **Tabella 10** indica le linee guida sull'utilizzo del farmaco e le possibili controindicazioni.

In un individuo del peso di 70 kg al quale è stata iniettata una fiala di 20 mg di Buscopan per via endovenosa, la riduzione della motilità intestinale persiste per 15-40 minuti *[29]*. Poiché un esame di colonscopia virtuale ha una durata di circa 15 minuti dal momento in cui il soggetto è posizionato sul lettino porta-paziente, *si consiglia di somministrare il farmaco poco prima dell'inizio dell'insufflazione, dopo aver introdotto il catetere rettale.*

Condizioni preesistenti	Consigli per un corretto utilizzo del farmaco
Condizioni d'ipersensibilità e/o allergia al farmaco	In questi casi è possibile utilizzare un farmaco alternativo, il Glucagone. Tuttavia in Italia quest'ultimo è utilizzato raramente.
Glaucoma	Il glaucoma acuto, o ad angolo chiuso, è una condizione che può essere precipitata dall'uso del Buscopan. Tuttavia, poiché spesso il soggetto non ha sintomi oculari al momento dell'esame, l'anamnesi non è utile. Piuttosto è importante informare il paziente di rivolgersi subito in P.S. in caso d'insorgenza di una sintomatologia acuta caratterizzata da visione annebbiata e dolore oculare.
Ipertrofia prostatica e ritenzione urinaria	L'effetto anticolinergico del Buscopan può precipitare una ritenzione urinaria acuta in maschi con ipertrofia prostatica benigna. Tuttavia l'evento avverso è stato raramente descritto e regredisce rapidamente.
Stenosi pilorica, altre condizioni stenosanti del tubo digerente, ileo paralitico, retto-colite ulcerosa, ipotonia intestinale dell'anziano e dei soggetti debilitati	Gli anticolinergici possono aggravare temporaneamente i sintomi legati alle condizioni descritte. Tuttavia l'effetto avverso è breve.
Malattie all'apparato cardiovascolare	Il Buscopan aumenta la frequenza cardiaca anche di 20 battiti/minuto, condizione che può fare precipitare un'ischemia cardiaca. Per quanto sopra, è indispensabile che il medico curante segnali al radiologo pazienti in condizioni cardio-vascolari instabili.
Miastenia grave	La miastenia grave è una malattia autoimmune che agisce bloccando i recettori dell'acetilcolina e determinando debolezza muscolare. Questa condizione può essere aggravata dall'utilizzo del Buscopan. Tuttavia, questo evento non si è mai verificato nella pratica radiologica.

Tabella 10 Eventi avversi della butilscopolamina

Esiste una scuola di pensiero minoritaria, tra cui sono inclusi gli scriventi, che consigliano l'utilizzo del farmaco esclusivamente nei casi in cui è necessario, e cioè qualora non sia possibile distendere adeguatamente il colon con gli accorgimenti tecnici convenzionali. In una popolazione di soggetti sottoposti a colonscopia virtuale e con un mix bilanciato di età e indicazioni, questa evenienza occorre in circa il 10-20% dei casi. Le motivazioni di chi crede nell'approccio meno invasivo sono esplicitate di seguito:

1) in letteratura sono descritti rari casi di decesso per shock anafilattico dopo somministrazione endovena o intramuscolo di Buscopan *[30]*. Se somministrato per via endovenosa il Buscopan può aumentare la frequenza cardiaca fino a 20 battiti/minuto e per la durata di un'ora *[29]*; per questo il suo utilizzo è controindicato nei soggetti con malattia cardiovascolare grave. Questi, e altri eventi minori, quali il difetto di accomodazione, consigliano una certa cautela nell'utilizzo del farmaco;

2) il Buscopan non è sempre necessario. Al contrario, nella grande maggioranza dei casi è possibile ottenere un esame di buona qualità senza l'uso del farmaco. Inoltre, nel caso in cui la distensione di un segmento del colon non sia sufficiente può essere effettuata una scansione TC in decubito laterale, approccio utilizzato di routine negli Stati Uniti dove l'utilizzo del farmaco non è consentito;

3) l'incannulamento venoso richiesto per la somministrazione del Buscopan, è una manovra semplice che tuttavia potrebbe scoraggiare individui che eseguono l'esame per prevenzione o che comunque hanno scelto di eseguire un esame meno invasivo rispetto al corrispettivo tradizionale.

Nei centri in cui il farmaco non è utilizzato di routine, si procede alla sua somministrazione al verificarsi di una o più delle seguenti condizioni: a) lo scout eseguito nelle due proiezioni, prima di iniziare l'esame, evidenzia uno o più segmenti del colon non adeguatamente distesi nonostante l'introduzione di oltre 3 litri di gas; b) un controllo delle immagini effettuate dopo la prima serie TC evidenzia una scarsa distensione del colon; c) il paziente avverte dolore subito dopo l'inizio dell'insufflazione.

Il protocollo TC

La colonscopia virtuale non richiede una tecnologia di ultima generazione; è sufficiente una TC multistrato in grado di acquisire una scansione dell'intero addome in una singola apnea di 20 secondi o meno, per ridurre gli artefatti da movimento. Gli artefatti sono ridotti anche acquisendo la scansione in direzione cranio-caudale. Utilizzando TC di 16 o più file di detettori è possibile ottenere immagini con uno spessore di strato di 1-1,5 mm, misura ottimale per identificare le lesioni clinicamente significative. Per ottenere immagini 3D di buona qualità, l'intervallo di ricostruzione deve prevedere una sovrapposizione fra immagini contigue del 20-30%. Una sovrapposizione maggiore non migliora ulteriormente la qualità dell'esame ma genera solo un numero eccessivo d'immagini.

Con la sola eccezione delle indagini che prevedono l'uso del mezzo di contrasto per via endovenosa, la colonscopia virtuale è eseguita utilizzando un protocollo a bassa dose. La marcata differenza di attenuazione presente tra la parete del colon e contenuto gassoso, o liquido, permette di generare immagini 2D e 3D di buona qualità anche a dosi di raggi X nettamente inferiori rispetto a quelle impiegate per una TC convenzionale. Tuttavia, le basse dosi non sono adeguate per indagare il resto dell'addome, per le modeste differenze di attenuazione osservate tra i diversi organi parenchimatosi e per il basso rapporto segnale/rumore delle immagini prodotte *(Fig. 10)*. Per ridurre la dose erogata è possibile agire sia sull'intensità dei raggi X, modificando i valori milliampere-secondo, sia sulla differenza di potenziale, riducendo i valori kilovolt. Tuttavia, mentre è dimostrato che una riduzione anche modesta della differenza di potenziale determina un degradamento importante della qualità dell'immagine, ciò non è vero in egual misura quando si agisce sui milliampere-secondo *(Fig. 11)*. La disponibilità di nuovi rilevatori TC dotati di elevata efficienza e degli algoritmi di ricostruzione iterativi già oggi permette una riduzione della dose erogata al paziente di oltre il 50% *[31]*. Dato l'elevato numero di variabili – ad esempio, apparecchiatura TC, costituzione fisica, tipo di algoritmo di ricostruzione disponibile – non è possibile oggi proporre un protocollo TC che sia adeguato alle esigenze di tutti. Ad esempio, nei soggetti obesi, per mantenere la stessa qualità d'immagine è necessario erogare delle dosi superiori di almeno il 20-30%. A titolo esemplificativo, nella *Tabella 11* è presentato un protocollo per apparecchio TC a 16 strati.

Quando, per qualsiasi indicazione, è indicata la somministrazione di mezzo

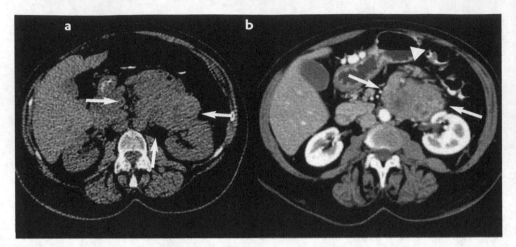

Figura 10 Donna di 55 anni, senza fattori di rischio, sottoposta al test virtuale a scopo preventivo. **a** La colonscopia virtuale effettuata con protocollo a bassa dose (120 Kv, 45 mAs) pone il sospetto di una massa retroperitoneale (*frecce bianche*). **b** La TAC dell'addome effettuata con protocollo standard conferma la presenza di una formazione solida disomogenea (*frecce bianche*) che sospinge in avanti la coda pancreatica (*punta di freccia*). L'analisi istologica, condotta su frustolo prelevato in corso di biopsia percutanea, mostra la presenza di tessuto sarcomatoso. In questo caso la bassa dose erogata impiegando il protocollo per la colonscopia virtuale in un soggetto peraltro di età relativamente giovane, offre immagini del colon di qualità sufficientemente elevata ma non permette di visualizzare in modo preciso le strutture parenchimatose dell'addome. Nel sospetto di una lesione extracolica è indicata un'indagine TC in corso di somministrazione di mezzo di contrasto iodato per via endovenosa

di contrasto iodato per endovena, l'esame è condotto in posizione supina secondo il protocollo di una TC convenzionale dell'addome. Salvo diverse indicazioni, l'acquisizione inizia 70 secondi dopo l'avvio della somministrazione del mezzo di contrasto, per cogliere in fase portale eventuali localizzazioni epatiche di carcinoma del colon-retto, o di altra neoplasia del tubo digerente.

Le complicanze

La perforazione intestinale

Le complicanze della colonscopia virtuale sono rare e fino a oggi non sono stati descritti casi di decesso. Di queste, la perforazione del colon è la più frequente e potenzialmente la più temibile. Tre studi *[32–34]* hanno valutato il tasso di perforazione della colonscopia virtuale raccogliendo i dati di più centri diagnostici situati in tre differenti continenti. Dagli studi è emerso che il tasso di perforazione della colonscopia virtuale varia da 0,009% a 0,05% ed è inferiore rispetto a quanto riportato in letteratura per la colonscopia tradizionale diagnostica, che varia da 0,016% a 0,2% *[35]*. Tuttavia, poiché la co-

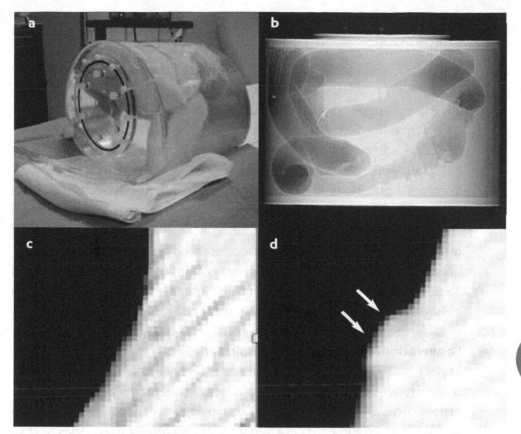

Figura 11 a Per valutare la qualità di diversi protocolli TC a bassa dose è stato costruito un fantoccio antropomorfico, costituito da un colon suino immerso in soluzione di agar. Sul colon sono stati innestati polipi di dimensioni comprese tra 3 e 15 mm, di diversa morfologia. Il fantoccio è stato esaminato con protocolli a bassa dose ottenuti variando kilovolt, milliampere e pitch. **b** Lo scout mostra la buona distensione del colon suino durante l'erogazione di CO_2 mediante insufflatore automatico. Le immagini **(c)** e **(d)** mostrano l'ingrandimento di una scansione TC centrata su un polipo piatto di 6 mm di diametro. La lesione non è apprezzabile nella scansione acquisita con una differenza di potenziale di 100 kV e un'intensità di corrente di 60 mA **(c)**, mentre è ben evidente in quella acquisita, a parità di pitch, con una differenza di potenziale di 120 kV e un'intensità di corrente di 50 mA **(d)** (*frecce bianche*). In sintesi, variazioni della differenza di potenziale influiscono maggiormente sulla qualità dell'immagine rispetto a variazioni dell'intensità di corrente

Collimazione del fascio (mm)	16 × 1,25 = 20
Spessore di uno singolo strato (mm)	1,25
Intervallo di ricostruzione (mm)	1
Intensità di corrente (mA)	50
Tempo per una rotazione di 360° (sec)	0,7
Intensità di corrente x tempo di rotazione (mAs)	35
Pitch (spostamento del lettino x tempo di rotazione/collimazione del fascio)	1,375
mAs effettivi (corrente x tempo di rotazione/pitch)	25
Differenza di potenziale (Kv)	120
Dose equivalente di radiazione per scansione (mSv)	2

Tabella 11 Esempio di protocollo per colonscopia virtuale per apparecchio TC a 16 banchi

lonscopia virtuale può evidenziare anche piccoli stravasi di gas, essa identifica casi di perforazione in cui altrimenti la diagnosi sarebbe rimasta misconosciuta. Poiché per contro, una verifica della presenza di gas nel cavo addominale non è eseguita sistematicamente dopo la colonscopia tradizionale, è probabile che il tasso di perforazioni di quest'ultimo test sia sensibilmente sottostimato. A conferma di questo, in una casistica di 262 soggetti con colonscopia incompleta, sottoposti a TC a dose ultra-bassa dopo endoscopia, Hughes e coll. [36] identificarono 2 casi di perforazione (0,8%).

In colonscopia virtuale la perforazione è più frequente nel cieco e nel retto. La maggiore fragilità delle pareti del cieco può rendere conto delle perforazioni che avvengono a tale livello. Per contro, in alcuni casi, la perforazione del retto è stata correlata all'utilizzo di cateteri rigidi e di grosso calibro. Per questo, come accennato in precedenza, si consiglia: a) l'utilizzo di cateteri flessibili e di piccolo calibro; b) di affidare l'inserimento del catetere rettale a personale sanitario adeguatamente addestrato.

Le alterazioni cardiovascolari e respiratorie

Taylor e coll. [37] hanno studiato gli effetti cardiovascolari della colonscopia virtuale monitorando la frequenza cardiaca, la pressione sanguigna e la saturazione di ossigeno. L'unico effetto potenzialmente dannoso rilevato nel loro studio è stato un aumento della frequenza cardiaca indotta dagli spasmolitici.

Occasionalmente si possono verificare altri eventi avversi cardiorespiratori quali la reazione vasovagale [38] o l'insufficienza respiratoria transitoria. La prima è un'evenienza molto rara (0,1%) determinata verosimilmente da uno stiramento della radice mesentere; la seconda occorre occasionalmente in soggetti obesi e/o con funzione respiratoria già compromessa e aggravata dal sollevamento del diaframma durante l'insufflazione, a paziente in posizione prona.

Il danno da radiazioni

Un breve cenno merita anche il potenziale effetto cancerogeno dei raggi X, questione giunta alla ribalta dopo la pubblicazione nel 2007 su New England Journal of Medicine dell'articolo di David Brenner sull'esposizione alle radiazioni ionizzanti in TC [39]. Brenner esprime preoccupazione sull'uso spesso eccessivo della TC, individuando come area di particolare interesse la colonscopia virtuale, per il rapido incremento del numero di esami eseguiti per la diagnosi precoce. Tuttavia, è opinione condivisa dalla maggioranza, che la probabilità che si sviluppi un danno stocastico a seguito di una colonscopia virtuale sia, nell'ipotesi più conservativa, nettamente inferiore al vantaggio della diagnosi anticipata del cancro colon-rettale. Recentemente, Berrington de Gonzalez et al. *[40]* hanno stimato il rapporto rischio-beneficio, considerando una colonscopia virtuale ogni 5 anni dai 50 agli 80 anni, e una dose effettiva erogata per esame di 8 millisievert nella donna e di 7 millisievert nell'uomo. Secondo la loro valutazione, la probabilità di sviluppo di un cancro radio-indotto è di 24-35 volte inferiore rispetto al numero di cancri del colon-retto identificati precocemente. È da considerare che in realtà oggi, le dosi effettive erogate con i protocolli a bassa dose sono di 3-5 millisievert, equivalenti a quelli delle radiazioni naturali, e si prevede un'ulteriore riduzione del 50% circa della dose erogata con le TC dotate di algoritmi di ricostruzione di tipo iterativo *[31]*. Per dosi/anno di circa 4 millisievert non è stato dimostrato alcun incremento dell'incidenza di tumori maligni nel personale operante sugli aerei di linea *[41]*.

Scheda riassuntiva

1) La colonscopia virtuale consiste in una doppia acquisizione volumetrica, eseguita con paziente in posizione prona e supina.

2) Se il paziente non è in grado di mantenere la posizione prona, è possibile in alternativa utilizzare un decubito laterale.

3) La distensione intestinale è adeguata quando tutti i segmenti intestinali sono visualizzati in almeno una proiezione.

4) L'introduzione della sonda rettale deve essere eseguita da personale sanitario addestrato.

5) Il catetere rettale deve essere sottile, flessibile e dotato di un palloncino all'estremità per impedire la fuoriuscita di liquido fecale e gas durante l'esame.

6) Per distendere il colon è consigliato l'utilizzo di un insufflatore automatico. Tuttavia, in mancanza dell'insufflatore è possibile introdurre il gas mediate dispositivi manuali.

7) L'anidride carbonica è preferita all'aria per distendere il colon, poiché essa è assorbita molto più rapidamente dalla mucosa intestinale.

8) La somministrazione del Buscopan prima dell'erogazione del gas è consigliata di routine per migliorare la distensione del colon. Tuttavia, vi sono controindicazioni all'uso dello spasmolitico.

9) La colonscopia virtuale non richiede una tecnologia allo stato dell'arte; è sufficiente una TC multistrato che possa acquisire una scansione dell'intero addome in una singola apnea.

10) Con la sola eccezione delle indagini che prevedono l'uso del mezzo di contrasto per via endovenosa, la colonscopia virtuale è eseguita utilizzando un protocollo a bassa dose.

La visualizzazione dell'immagine

Una volta eseguito, l'esame è inviato per l'interpretazione a una stazione di elaborazione specializzata. Il tempo di elaborazione di una colonscopia virtuale varia da pochi secondi a oltre venti minuti e dipende dal tipo di *workstation*, dalla versione del software ed è maggiore quando in aggiunta sono elaborati i candidati polipi del sistema CAD. Esami di scarsa qualità presentano in genere un numero maggiore di candidati polipi, che richiedono quindi più tempo per essere processati. Una volta terminata la fase di elaborazione, le immagini sono visualizzate sul monitor. Vi sono diversi modi di rappresentare un'immagine di colonscopia virtuale; in questo manuale essi saranno suddivisi in convenzionali e avanzati.

Modalità convenzionali di visualizzazione

Quasi tutti i programmi disponibili oggi in commercio consentono di visualizzare su di un'unica interfaccia scansioni assiali, ricostruzioni sagittali e coronali, e immagini endocavitarie *(Fig. 12)*. Queste ultime sono generate in modo tale da simulare la vista di una telecamera posta in punta a un endoscopio convenzionale, che guarda in avanti nella direzione del lume intestinale *(Fig. 13)*. Con la maggior parte dei programmi è possibile muoversi lungo il colon con modalità *fly-through*. Questa consiste nella navigazione in automatico del colon, dal retto fino al cieco e ritorno, in genere lungo una linea virtuale che si colloca al centro del lume intestinale. Se è identificato un reperto anomalo, l'osservatore può utilizzare il mouse per dirigere manualmente la telecamera in direzione dell'immagine sospetta, può osservarla da prospettive e distanze differenti, generando immagini panoramiche e telescopiche. Esercitando un semplice click sul punto d'interesse lo stesso reperto può essere visualizzato in 2D. Se necessario, sulle immagini 2D sono effettuate misure di densità e può essere stimato il diametro dell'oggetto. Oggetti classificati come polipi o cancri sono fotografati e inseriti automaticamente in un referto strutturato, se disponibile. La modalità d'interpretazione sopra descritta è definita *lettura*

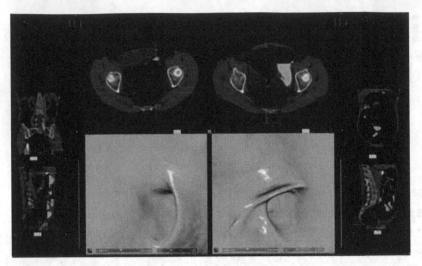

Figura 12 Esempio d'interfaccia utente per colonscopia virtuale. Il monitor è suddiviso in due parti speculari: la scansione prona è rappresentata sulla sinistra dello schermo, la supina sulla sua destra. Per ciascun data-set sono disponibili immagini multiplanari (assiali, coronali e sagittali) e immagini 3D endocavitarie. Nel caso specifico, la rappresentazione 3D può essere animata con un semplice doppio click del mouse. In alto, ai due lati, sono riprodotte immagini clisma-TC, molto simili a quelle del vecchio studio con bario, ma al contrario del clisma, ottenute mediante sofisticati algoritmi di ricostruzione. L'immagine simil-clisma permette di collocare spazialmente un eventuale reperto patologico

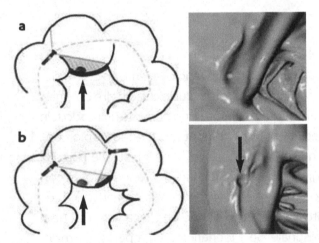

Figura 13 Gli schemi a e b sono esempi di visualizzazione endoluminale, il metodo convenzionale per esaminare il colon in 3D. Il *fly-through*, aggiungendo l'informazione dinamica, riproduce la navigazione di un endoscopio tradizionale all'interno del lume colico. Nel caso del colonscopio la telecamera è posta in punta e guarda in avanti; analogamente, il punto di osservazione della colonscopia virtuale è rivolto in avanti e si sposta lungo una linea al centro del lume intestinale (*linea blu*). Alcune zone della superficie colica, in genere le aree nascoste dietro alle pliche, non sono esplorabili se il colon è percorso in una sola direzione (*immagine a - linea in grassetto*). Per esaminare il lato opposto della plica, è pertanto necessario percorrere il colon nella direzione opposta ma così facendo si raddoppia il tempo d'interpretazione dell'esame. Alcune zone della superficie colica possono rimanere invisibili anche dopo aver esplorato il lume nelle due direzioni (*immagine b - linea in grassetto*). Le aree cieche si collocano frequentemente lungo la curva interna del colon, dove le pliche sono affastellate e profonde. Nelle immagini la freccia nera indica un polipo di 7 mm

primaria 3D. Alternativamente il lettore può esaminare il colon in modalità di *lettura primaria 2D*. Con questa seconda modalità di lettura, sono esaminate prima le immagini assiali, utilizzando la funzione di scroll. L'intestino è esplorato in entrambe le serie dal retto fino al cieco. È necessario che l'operatore ponga particolare attenzione ai punti della superficie del viscere che sono orientati tangenzialmente al piano di scansione. Questi sono esaminati con lo scroll scorrendo le immagini alternativamente in direzione cranio-caudale e caudo-craniale, con movimento oscillatorio *(Fig. 14)*. Se è identificato un reperto anomalo, la maggior parte dei sistemi consente, con un semplice click del mouse, di osservare il punto sospetto su un piano diverso o in 3D, utilizzando la modalità di lettura sopra descritta.

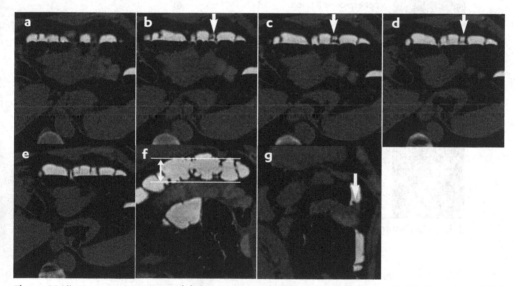

39

Figura 14 L'interpretazione in modalità primaria 2D è più veloce della lettura in 3D. Tuttavia, poiché con il 2D le immagini scorrono veloci, i riscontri positivi rimangono per meno tempo in vista del radiologo. Per questo, esiste evidenza scientifica della sensibilità inferiore del 2D rispetto al 3D nell'identificazione dei polipi di taglia piccola e media. Nelle figure **a-e** sono riprodotte in sequenza cinque scansioni assiali. Solo nelle tre centrali è visibile un polipo peduncolato di 6 mm, con base d'impianto sulla parete inferiore del trasverso (*frecce bianche*). Per dare maggiore tempo al radiologo d'interpretare l'esame, può essere utile scorrere avanti e indietro le immagini assiali (*movimento simulato dalla freccia a doppia punta*) nei punti in cui il colon decorre con l'asse principale parallelo al piano di scansione (**f**). Nei casi dubbi, il reperto (*freccia bianca*) può essere esaminato nelle proiezioni ortogonali al piano assiale (**g**)

Vantaggi e svantaggi dei due principali modi di visualizzare il colon sono elencati nella *Tabella 12*. *Poiché oggi non è dimostrata la superiorità di una modalità rispetto all'altra, la scelta di quale metodo utilizzare è lasciata alle preferenze del*

	Vantaggi
Lettura primaria 2D	• Il radiologo è abituato a interpretare gli esami di TC scorrendo sul monitor le immagini assiali. La modalità di lettura primaria 2D è preferita anche per l'interpretazione delle immagini di colonscopia virtuale e non richiede un particolare addestramento. • È disponibile su stazioni di visualizzazione e elaborazione. • Rispetto al 3D, il tempo di lettura dell'esame è inferiore e quindi il costo dell'esame è ridotto. • La lettura 2D facilita la diagnosi differenziale tra polipo (densità omogenea, profilo regolare), altre lesioni e residuo fecale (struttura disomogenea, margini irregolari). • Consente di distinguere oggetti mobili (semi, feci, corpi estranei) dai polipi. I primi cambiano posizione con il variare del decubito, i secondi no. La mobilità di un reperto è apprezzata dal confronto delle immagini assiali eseguite a paziente supino e prono. • La misura del diametro è accurata. • Utilizzando finestra e livelli adeguati è possibile valutare anche reperti extracolici.
	Svantaggi • L'interpretazione può essere difficile se il colon è tortuoso e/o allungato. • I reperti rimangono per meno tempo nel campo di vista del lettore. Questo può causare il mancato riconoscimento dei polipi piccoli e medi [42].
Lettura primaria 3D	**Vantaggi** • La modalità di lettura 3D simula la visione endoscopica ed è quindi il modo più naturale per esplorare il colon. • Rispetto alla modalità 2D, i reperti rimangono più a lungo in vista del radiologo. Di conseguenza i polipi piccoli sono diagnosticati con maggiore facilità. • È possibile modulare la velocità di navigazione e l'ampiezza del campo di vista (visione panoramica o telescopica).
	Svantaggi • Non tutti i software hanno un rendering 3D di qualità sufficientemente elevata per essere utilizzati routinariamente. Alcuni programmi generano artefatti (oggetti volanti), specie a livello dell'interfaccia aria/liquido. • Può non essere possibile visualizzare tutta la mucosa del colon. Sono spesso zone cieche le porzioni di superficie situate tra le pliche. • Con il 3D non è possibile discriminare polipi e residui fecali. • Può essere difficile identificare lesioni piatte o stenosanti, specie quando queste non hanno porzioni rilevate. • I tempi di lettura sono lunghi. • Con alcuni software la misura del diametro delle lesioni può essere imprecisa sul 3D. • La lettura 3D è impraticabile se il colon non è adeguatamente preparato.

Tabella 12 Vantaggi e svantaggi dei due principali metodi di visualizzazione del colon

lettore. Lettori che utilizzano software in grado di navigare nel lume intestinale in modo automatico e che offrono una rappresentazione della superficie di alta qualità, preferiscono in genere utilizzare un approccio primario 3D. A favore del 3D è l'evidenza di una sua maggiore sensibilità nell'identificazione dei piccoli polipi, determinata verosimilmente dal fatto che con il 3D il reperto persiste più a lungo nella visuale del radiologo *[42]*. Per contro, molti lettori esperti ricorrono alla modalità primaria 2D, che consente di ridurre i tempi di lettura. Di certo, *i due modi di interpretare sono complementari e vanno utilizzati entrambi, passando da un approccio al secondo quando vi è necessità di aggiungere informazioni o per dirimere un dubbio (Fig. 15)*. A prescindere dal modo di leggere, è necessario esaminare sempre le due serie, poiché con la doppia lettura è dimostrato un guadagno di sensibilità rispetto alla lettura di un solo data set *[24]*.

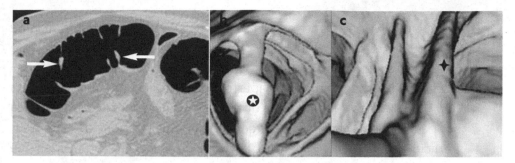

Figura 15 La scansione assiale (**a**) evidenzia due reperti pressoché identici, che in prima ipotesi sembrano entrambi riferibili a polipi peduncolati (*frecce bianche*). In questi casi è utile osservare i reperti in 3D. L'immagine endoluminale della lesione di sinistra (**b**) evidenzia una formazione aggettante nel lume connessa alla parete intestinale tramite un sottile peduncolo (*freccia a 5 punte*). Si tratta di un polipo peduncolato, un adenoma con basso grado di displasia all'esame istologico. Per contro, l'immagine di destra (**c**) è chiaramente riconducibile a una plica, di spessore lievemente superiore alla media (*freccia a 4 punte*)

Modalità di visualizzazione avanzate

Anche utilizzando la navigazione 3D bidirezionale, una piccola parte della superficie del colon non è esplorata. Le zone cieche comprendono principalmente aree situate nelle depressioni tra le pliche del colon *(Fig. 13)*. Per garantire al radiologo l'esplorazione dell'intera superficie, sono state ideate delle modalità avanzate di visualizzazione 3D, più complesse dal punto di vista concettuale. Nel caso della dissezione virtuale, al posto di una singola telecamera virtuale proiettata con la visione in avanti, le telecamere virtuali sono due, collocate schiena contro schiena in modo da consentire ad en-

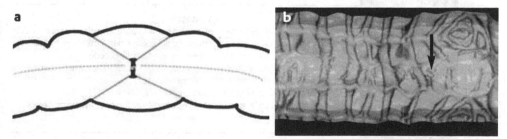

Figura 16 Esempio di modalità di visualizzazione avanzata in cui il colon è sezionato virtualmente lungo l'asse lungo, aperto e adagiato su una superficie piana. Sono diverse le aziende che hanno sviluppato varianti di tali algoritmi e assegnato loro diverse denominazioni (*virtual dissection, band view, filet view, split view*, ecc.). Tutte le soluzioni adottano almeno due telecamere a visione laterale, sistemate "*back to back*", al posto di una singola telecamera virtuale che punta in avanti (**a**). Questa soluzione consente una rappresentazione panoramica del colon e permette di vedere dietro le pliche e di ridurre i tempi d'interpretazione dell'immagine. Nell'esempio (**b**) un'immagine di dissezione virtuale in cui è agevolmente riconosciuto un polipo disposto in un avallo tra due pliche (*freccia nera*). Il limite principale è la distorsione che alcuni software producono alla periferia dell'immagine, che può trarre in inganno il radiologo (modificata da Lee SS et al. [43])

trambe una visione frontale della superficie colica *(Fig. 16a)*. L'immagine delle due telecamere virtuali è ricomposta in modo tale che la superficie intestinale si proietti su di un unico piano, come se il colon fosse stato sezionato in senso longitudinale, aperto e disposto su una superficie piatta *(Fig. 16b)*. Il vantaggio di questo diverso modo di vedere il colon sta nella sua panoramicità, che assicura al radiologo la visualizzazione dell'intera superficie e tempi ridotti di lettura. Le modalità avanzate di visualizzazione

Denominazione	Descrizione	Vantaggi e svantaggi
Vista panoramica endoluminale (es. *virtual dissection, band view, filet view*)	**Descrizione** Il colon è sezionato longitudinalmente, aperto e disposto in modo che la superficie mucosa sia riprodotta su di un piano.	**Vantaggi** • Consente di esplorare tutta la superficie del colon, incluse le zone cieche alle modalità convenzionali di visualizzazione. • I tempi di lettura sono ridotti. **Svantaggi** • La maggioranza dei metodi impiegati provoca distorsione, sia delle strutture anatomiche normali, sia dei reperti patologici. Ciò può indurre il lettore in errore. • La fase di apprendimento è molto lunga.
Cubo aperto (*unfolded cube*)	**Descrizione** Modalità di visualizzazione a cubo dischiuso che comprende un'immagine con punto di vista rivolto in avanti, una rivolta posteriormente e le restanti rivolte verso le 4 pareti laterali.	**Vantaggi** • L'incremento dell'angolo di osservazione rende possibile visualizzare contemporaneamente entrambi i lati delle pliche del colon. • Determina una minore distorsione delle strutture coliche rispetto alla vista panoramica endoluminale. **Svantaggi** • La fase di apprendimento è lunga. • Non è disponibile su tutti i software.
Clisma-TC	**Descrizione** Il colon è separato dai tessuti circostanti mediante un processo di segmentazione. Una volta isolata, la superficie del colon è resa liscia è dotata di luci e ombre. L'immagine così ottenuta è simile a quella del clisma opaco "a doppio contrasto".	**Vantaggi** • Consente una rappresentazione accurata del decorso del colon e permette l'identificazione di eventuali anomalie di sede. • È il modo migliore per indicare la posizione di un reperto patologico. **Svantaggi** • Non è un modo accurato per visualizzare polipi e cancri.
Vista translucida (*translucent view*)	**Descrizione** Fornisce una mappa colorimetrica di un'area limitata della superficie colica. Il colore di ciascun pixel dipende dalla media dei coefficienti di attenuazione registrati in un determinato punto della parete colica.	**Vantaggi** • È utile per distinguere residui fecali da polipi e masse. **Svantaggi** • Non è disponibile su tutti i software.

Tabella 13 Sistemi avanzati di visualizzazione del colon, loro vantaggi e svantaggi

sono descritte sommariamente nella *Tabella 13*. Tuttavia, si segnala che la maggior parte degli algoritmi avanzati determinano distorsione alla periferia dell'immagine, rendendo talvolta difficoltosa l'interpretazione e generando falsi negativi e positivi *[43]*. Per questo *si raccomanda l'uso della modalità di visualizzazione avanzata solo dopo aver ottenuto una sufficiente padronanza della modalità di lettura convenzionale.*

Scheda riassuntiva

1) La scelta di quale metodo utilizzare per l'interpretazione, primaria 2D o 3D, va lasciata alle preferenze del lettore.

2) Poiché lettura 2D e 3D sono complementari, esse vanno utilizzate entrambe, passando da un approccio all'altro quando vi è necessità di aggiungere informazioni o per dirimere un dubbio.

3) La modalità di visualizzazione primaria 2D è più veloce.

4) La modalità di visualizzazione primaria 3D è probabilmente superiore nell'identificazione dei polipi di piccole dimensioni.

5) Le modalità di visualizzazione avanzate (navigazione panoramica, dissezione virtuale, ecc.) sono promettenti poiché consentono di esplorare le regioni nascoste alla vista tradizionale. Tuttavia, poiché esse generano immagini distorte, possono indurre il radiologo in errore.

6) Si raccomanda l'uso delle modalità di visualizzazione avanzata solo dopo aver ottenuto una sufficiente padronanza delle modalità di lettura convenzionali.

I sistemi di diagnosi assistita dal computer

I sistemi di diagnosi assistita dal computer, o sistemi CAD (acronimo di *Computer-Aided Detection*), sono piattaforme informatiche che assistono il radiologo evidenziando le più probabili sedi di malattia o suggerendo la natura, benigna o maligna, di un reperto. Nel caso della colonscopia virtuale il sistema CAD è uno schema computerizzato che rileva automaticamente i candidati polipi sulle immagini TC, li segnala al radiologo, al quale spetta poi determinare quali sono lesioni – polipi o cancri – e quali falsi positivi del sistema. *Poiché i polipi sono spesso sommersi nel fluido marcato, il sistema CAD deve essere dotato di software per la pulizia elettronica*. È indispensabile che le marcature siano visibili in modo chiaro con una colorazione diversa da quella della mucosa normale, o circondati da una cornice *(Fig. 17)*. L'interfaccia del sistema deve proporre un elenco di candidati polipi per ciascuna serie e una semplice azione, quale il click del mouse, deve consentire al lettore d'ispezionare l'elenco, proponendo una o più immagini di ciascun candidato polipo. Se è evidenziato un reperto patologico, il lettore deve possedere gli strumenti per classificare sede, diametro e natura del riscontro. Alcune *workstation* consentono anche di organizzare l'informazione clinica e le immagini in un referto strutturato *(Fig. 18)*.

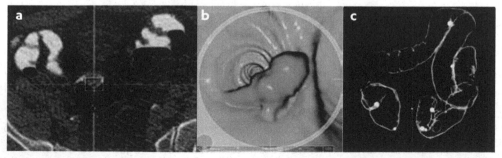

Figura 17 I candidati polipi devono essere ben riconoscibili sull'interfaccia CAD. La scansione assiale (a) mostra un polipo circondato da una cornice gialla. Nell'immagine endoluminale (b) lo stesso reperto è evidenziato con un colore più intenso rispetto a quello della mucosa circostante. Il polipo e altri candidati sono rappresentati anche sull'immagine clisma-TC (c) nel caso specifico come punti gialli, di dimensioni proporzionali al diametro della marcatura. Si rammenta che molti dei candidati polipi segnalati dal sistema CAD sono falsi positivi

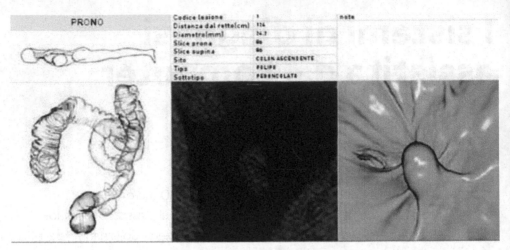

PRONO			nota
	Codice lesione	1	
	Distanza dal retto(cm)	124	
	Diametro(mm)	34.7	
	Slice prona	86	
	Slice supina	86	
	Site	COLON ASCENDENTE	
	Tipo	POLIPO	
	Sottotipo	PEDUNCOLATO	

Figura 18 Esempio di referto strutturato. Le immagini del reperto, in questo caso un grosso polipo del colon trasverso, sono disposte a fianco di una descrizione delle caratteristiche più importanti della stessa lesione (dimensioni, morfologia, posizione e distanza dal retto). Il referto include anche una miniatura del colon sulla quale sono indicate e numerate le lesioni

Prestazioni dei sistemi CAD

Oggi, quasi tutte le aziende produttrici di software per colonscopia virtuale propongono sistemi CAD integrati nel flusso della propria stazione di lavoro. Se testati in isolamento, cioè in una condizione in cui non vi è interazione con chi interpreta l'esame, i sistemi CAD commerciali hanno tipicamente valori di sensibilità superiori al 90% per i polipi di dimensioni di almeno 6 mm e generano in media circa 5-10 falsi positivi per data-set *[44]*. *Poiché i sistemi CAD sono stati disegnati per identificare i polipi, a essi possono sfuggire lesioni di struttura più complessa quali i cancri, specie quando questi hanno caratteristiche infiltranti.* Tuttavia, oggi sono infrequenti i casi in cui il sistema CAD non riesce a identificare un cancro; più frequentemente la neoplasia maligna si presenta come un conglomerato di candidati polipi di taglia ridotta, espressione dell'irregolarità della sua superficie *(Fig. 19)*.

Il sistema CAD trova un suo razionale nel fatto che il lettore, ancorché esperto, non riconosca parte delle lesioni, malgrado queste siano visibili sulle immagini TC. Le cause più frequenti di errore dell'osservatore sono: l'affaticamento, l'inesperienza del radiologo, morfologia e sede del polipo. Un ambiente rumoroso e frequenti interruzioni durante la lettura influiscono negativamente sulle prestazioni del radiologo. Lesioni piatte o di forma atipica, o ancora, lesioni nascoste dietro pliche, sono misconosciute con maggiore frequenza rispetto a lesioni di forma classica *(Fig. 20)*. Alcuni studi hanno dato una dimostrazione indiretta del potenziale vantaggio del sistema CAD. Ad esempio, Summers e

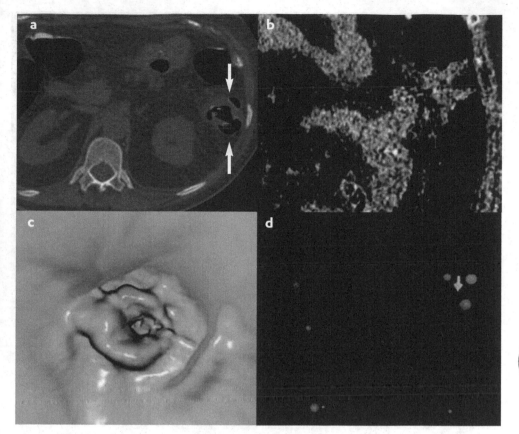

Figura 19 Poiché i sistemi CAD sono progettati per identificare i polipi, può succedere che essi non siano in grado d'identificare le lesioni maligne. Tuttavia, più spesso il cancro è evidenziato da una serie di candidati di piccole dimensioni. La scansione assiale (**a**) mostra una stenosi neoplastica del colon discendente (*frecce bianche*) sul cui bordo prossimale sono presenti tre marcature. La ricostruzione coronale (**b**) mostra che in realtà le marcature del sistema CAD si collocano su entrambi i margini del tumore. L'immagine endoluminale (**c**) conferma che è la parte più sporgente del tumore a essere marcata. In questo caso l'immagine clisma-TC (**d**) evidenzia in forma di sfere colorate la sede di tutte le marcature del colon, che in maggioranza sono collocate a livello della lesione maligna

coll. *[45]* hanno evidenziato come CAD e radiologo siano in grado d'identificare lo stesso numero di polipi (12 su 18,67%). Tuttavia, nel loro studio il sistema CAD ha identificato quattro polipi non visti dal radiologo e viceversa, il lettore ha identificato altrettanti polipi non visti dal CAD. Sommando i polipi identificati da ciascuno, la sensibilità della colonscopia virtuale è aumentata dal 67 al 89%.

Interazione tra CAD e lettore
Nel mondo reale, per stabilire se il sistema CAD offre un vantaggio diagnostico, l'interpretazione non assistita è confrontata con la lettura assistita dal sistema

Springer ABC

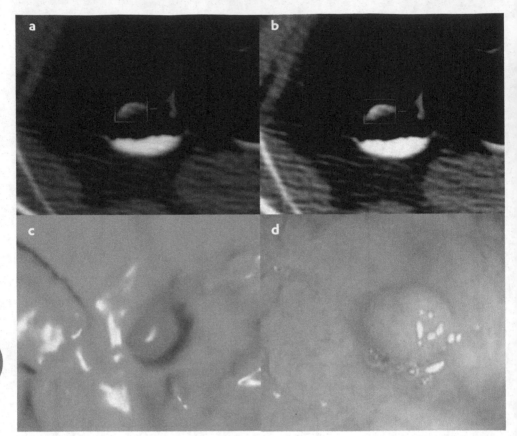

Figura 20 La scansione assiale con finestra per il colon (**a**) mostra un candidato CAD (*cornice gialla*) situato a livello del tratto ascendente del grosso intestino. Una seconda immagine assiale raffigura lo stesso reperto (*cornice gialla*) con una finestra per l'addome (**b**). Il candidato sembra presentare valori di densità elevati e per questo motivo il radiologo decide di rifiutare il suggerimento del sistema CAD, interpretando l'immagine come un residuo fecale marcato con mezzo di contrasto. Questo benché la visione 3D (**c**) confermi la presenza di un aggetto endoluminale. Si tratta di un falso negativo poiché l'endoscopia (**d**) evidenzia un polipo iperplastico a livello proprio della sede indicata dal sistema CAD. Il rifiuto del radiologo di un candidato CAD vero positivo è un'evenienza non rara. Nel caso raffigurato il lettore è stato tratto in inganno dagli alti valori di densità misurati a livello della lesione, determinati dal fatto che la lesione era verniciata da liquido marcato

CAD *[46, 47]*. La differenza tra i due modi di interpretare, misurata dalla sensibilità e dal tempo di lettura, è influenzata dai seguenti fattori: tasso di lesioni identificate dal sistema CAD in isolamento, paradigma di lettura impiegato, esperienza del lettore e modalità di rappresentazione dei candidati polipi sull'interfaccia diagnostica. Nella *Tabella 14* sono descritti i principali paradigmi di lettura, vantaggi e svantaggi di ciascuno. Dall'analisi emerge che *solo utilizzando il sistema CAD come secondo lettore è possibile ottenere un guadagno di sensibilità nell'identificazione delle lesioni clinicamente rilevanti, rispetto alla lettura non assistita.*

CAD primo lettore	**Descrizione** Il software CAD è attivato nel momento in cui inizia la refertazione dell'esame di colonscopia virtuale. Lo schema fornisce un elenco di candidati polipi per ciascuna delle due scansioni. I candidati polipi sono esaminati in sequenza dal radiologo il quale discrimina i veri positivi (polipi e/o masse) dai falsi positivi (residui fecali, pliche, valvola ileo-ciecale ecc.).	**Vantaggi** • La sensibilità della modalità CAD primo lettore nell'identificazione dei polipi del colon-retto non è diversa da quella della lettura non assistita. • Se la qualità dell'esame è buona, i tempi di lettura sono ridotti. **Svantaggi** • Poiché i sistemi CAD sono stati realizzati per identificare i polipi, essi possono misconoscere i cancri, specie quando questi hanno caratteristiche infiltranti. • I segmenti colici dove non sono presenti candidati CAD non sono esplorati dal radiologo. Per questo, e poiché la sensibilità dei sistemi CAD non è ottimale, la modalità di lettura primo lettore non è consigliata.
CAD in simultanea	**Descrizione** Il software CAD è attivato nel momento In cui il radiologo inizia a refertare l'esame. Sulle immagini 3D i candidati polipi sono evidenziati con un colore diverso. Il radiologo interpreta l'esame utilizzando il paradigma di sua preferenza (primario 2D o 3D).	**Vantaggi** • Secondo alcuni lavori l'utilizzo del CAD in simultanea migliora la sensibilità della colonscopia virtuale. **Svantaggi** • Può indurre il radiologo in errore aumentando il numero di falsi positivi.
CAD secondo lettore	**Descrizione** Il CAD è attivato solo dopo che il radiologo ha terminato la lettura non assistita. Lo schema fornisce un elenco di candidati polipi per ciascuna delle due scansioni. I candidati polipi sono esaminati in sequenza dal radiologo il quale discrimina i veri positivi (polipi e/o masse) dai falsi positivi (residui fecali, pliche, valvola ileo-ciecale ecc.).	**Vantaggi** • Quando utilizzati in modalità secondo lettore i sistemi CAD migliorano la sensibilità della colonscopia virtuale del 10% circa. • Il guadagno è superiore per pazienti con polipi di taglia intermedia (6-9 mm). **Svantaggi** • Poiché l'esame è letto due volte, i tempi di lettura sono più lunghi. • Può indurre il radiologo in errore aumentando il numero di falsi positivi.

Tabella 14 Descrizione dei principali paradigmi di lettura con CAD, loro vantaggi e svantaggi

Lettori di diversa esperienza interagiscono con il sistema CAD in modo differente. Per i lettori esperti, il guadagno è limitato all'identificazione di un numero maggiore di polipi con taglia intermedia, e cioè con diametro massimo tra 6 e 9 mm. Non è stato osservato un analogo incremento del tasso d'identificazione dei polipi di diametro superiore, presumibilmente poiché per questo i lettori esperti ottengono risultati sufficientemente buoni già in lettura non assistita *[48]*. Per contro, il sistema CAD può assistere i lettori meno esperti nell'identificazione anche dei polipi più grandi.

Poiché il sistema CAD richiede al radiologo l'interpretazione di un numero elevato di candidati, in grande maggioranza reperti fasulli, essa potrebbe influenzare negativamente la specificità, inducendo un numero maggiore di falsi positivi. Nella pratica clinica, questo effetto negativo del sistema CAD, che pare sia più marcato per i lettori meno esperti, potrebbe significare un numero maggiore di colonscopie tradizionali non necessarie, con aggravio in termini di costi e di eventi avversi. Valori di specificità ridotti pesano maggiormente nello screening, per l'elevato numero di casi negativi, e poiché si tratta d'individui relativamente giovani e asintomatici. *L'utilizzo del sistema CAD da parte di principianti è da sconsigliare proprio per evitare un numero eccessivo di falsi positivi.* Prima di utilizzare la tecnologia CAD nella pratica clinica, si consiglia un adeguato periodo di addestramento all'interpretazione non assistita di esami di colonscopia virtuale.

Se l'esame è di scarsa qualità diagnostica il numero di candidati polipi segnalati dal sistema CAD è molto elevato. L'interpretazione di un numero elevato di candidati richiede più tempo e può aumentare la probabilità che il lettore cada in errore *(Fig. 21)*. Per i motivi di cui sopra, *si consiglia di non utilizzare il sistema CAD quando il numero di candidati polipi è maggiore di 15-20 per serie TC.* Infine, è importante che il lettore sia a conoscenza del fatto che utilizzando il paradigma CAD secondo lettore, *una percentuale non trascurabile dei polipi identificati solo dal sistema CAD, sono respinti dal radiologo (Fig. 20) [49]*. Questo fenomeno, che purtroppo determina

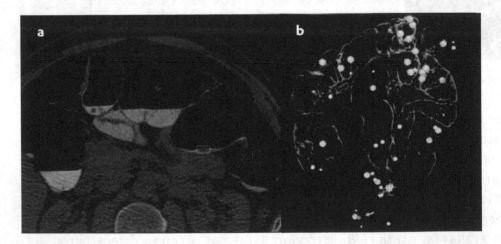

Figura 21 Nella figura (**a**) è rappresentata un'immagine assiale di un colon ben disteso, in cui sono però presenti numerosi residui fecali immersi nel liquido marcato dal mezzo di contrasto iodato. Alcuni dei residui fecali sono erroneamente interpretati dal sistema CAD come polipi (*cornici gialle*). L'immagine clisma-TC (**b**) ne indentifica oltre 40 (*sfere gialle*). Quando, come in questo caso, il numero di candidati CAD è molto elevato, l'utilizzo del software è sconsigliato poiché il tempo di lettura diventa eccessivamente lungo e il radiologo può incorrere con maggiore probabilità in errore

una riduzione dell'efficacia dei sistemi CAD, è in parte attribuibile all'esperienza del lettore, in parte alla mancata fiducia del radiologo nella nuova tecnologia. Il radiologo potrà ottimizzare l'uso del sistema CAD solo riconoscendo vantaggi e limiti del proprio sistema.

Scheda riassuntiva

1) Rispetto alla lettura non assistita, solo utilizzando il sistema CAD come secondo lettore è possibile ottenere un guadagno di sensibilità nell'identificazione delle lesioni clinicamente rilevanti.

2) Poiché i sistemi CAD sono stati disegnati per identificare i polipi, a essi possono sfuggire lesioni di struttura più complessa quali i cancri, specie quando questi hanno caratteristiche infiltranti.

3) Poiché i polipi sono spesso sommersi nel fluido marcato, il sistema CAD deve essere dotato di software per la pulizia elettronica.

4) L'utilizzo del sistema CAD da parte di principianti è sconsigliato, per evitare un numero eccessivo di falsi positivi.

5) È preferibile non utilizzare il sistema CAD quando il numero di candidati polipi è maggiore di 15-20 per serie TC.

6) Una percentuale non trascurabile dei polipi identificati esclusivamente dal sistema CAD, sono respinti dal radiologo.

Il referto

Il referto è l'atto conclusivo dell'esame radiologico, sintesi d'informazioni cliniche e dell'indagine diagnostica. Poiché anche le caratteristiche tecniche dell'esame possono influenzare le scelte successive, nel referto devono essere contenute informazioni sul protocollo d'esame e un giudizio sulla qualità dell'indagine. Per agevolare la stesura del referto, in alcuni centri è stata creata una scheda per la raccolta dei dati, specifica per la colonscopia virtuale, che comprende sezioni dedicate alle informazioni cliniche, al protocollo d'esame e al risultato diagnostico. Questa, di cui si approfondirà in seguito, è compilata dal medico radiologo o dall'infermiere dal momento in cui il paziente entra nella suite TC. La *Tabella 15* riassume le informazioni che possono essere incluse nel referto di un esame di colonscopia virtuale.

Anagrafica	Specificare nome, cognome, data di nascita, residenza, identificativo del paziente/esame e data di esecuzione dell'esame.
Preparazione intestinale	Specificare se la preparazione è stata eseguita con la marcatura fecale.
Tecnica d'esame	Specificare se l'esame è stato eseguito con protocollo a bassa dose e precisare eventuali limiti nella valutazione dei reperti extracolici.
Qualità dell'esame	Descrivere la qualità dell'esame (ottima, buona, media, scadente). Se la qualità è scadente descrivere il motivo (preparazione insufficiente, segmenti collassati, artefatti da movimento, ecc.).
Anatomia del colon	Descrivere eventuali anomalie di forma e sede. Colon lunghi e tortuosi sono più difficili da esaminare in colonscopia tradizionale.
Reperti colici	1. Polipi. Descrivere morfologia (peduncolato, sessile, piatto), sede e diametro. 2. Cancri. Descrivere morfologia (vegetante, stenosante), sede, estensione lungo l'asse longitudinale del viscere, l'eventuale infiltrazione dei tessuti circostanti (T), adenopatie (N) e metastasi a distanza (M). 3. Altri reperti colici. Descrivere sede, morfologia, densità e dimensioni. Se possibile formulare un'ipotesi diagnostica. 4. Malattia diverticolare. Descrivere l'estensione e l'eventuale presenza d'infiammazione.
Reperti extracolici	Descrivere eventuali reperti extracolici e suggerire quali approfondimenti diagnostici, se necessari.

Tabella 15 La tabella elenca le informazioni contenute in un referto di colonscopia virtuale

Notizie cliniche, preparazione e tecnica d'esame

La storia clinica dell'individuo e le indicazioni all'esame occupano la prima parte del referto. La prima comprende informazioni su: storia familiare o personale di carcinoma del colon-retto, interventi chirurgici (es. emicolectomia, appendicectomia, ecc.) sintomi presenti al momento della prescrizione dell'esame e segnalazione di valori alterati dei marcatori tumorali. Vanno inoltre descritti riscontri di precedenti indagini endoscopiche e radiologiche, e i loro eventuali limiti, ad esempio una colonscopia tradizionale incompleta, per l'impossibilità di superare una stenosi del sigma. A seguire, nel referto sono elencati i dettagli tecnici più rilevanti. *Va in particolare segnalato se l'esame è stato eseguito con protocollo a bassa dose, i decubiti utilizzati, il tipo di gas erogato, se è stato impiegato un dispositivo automatico per l'insufflazione, se è stato somministrato un farmaco spasmolitico, eventualmente dose e via di somministrazione, e il tipo di preparazione effettuato.* Poiché la qualità è uno dei fattori decisivi per una corretta diagnosi, *è indispensabile descrivere eventuali limiti tecnici dell'esame,* quali marcatura fecale disomogenea, segmenti intestinali non adeguatamente distesi, eventuali artefatti da movimento, e se questi rendono l'esame parzialmente o del tutto non diagnostico.

Reperti normali e varianti anatomiche

La lunghezza del colon-retto è variabile. La presenza di un colon lungo è un riscontro frequente e deve essere segnalato sul referto poiché, se è richiesta una colonscopia, consente all'endoscopista di programmare meglio l'intervento. In particolare egli potrà scegliere uno strumento più lungo o decidere di eseguire l'esame in narcosi. Lo sviluppo di anse a livello del sigma e del colon trasverso, come dato cumulativo, è descritto in circa il 50% dei soggetti che eseguono una colonscopia virtuale *[50]*.

Anche la valvola ileo-cecale normale può avere una morfologia variabile *[51]*. Per questo, si consiglia di descriverne la forma. Essa ha più comunemente una morfologia labiale, con uno spessore di poco superiore a quello di una plica normale, e presenta a livello della sua faccia inferiore, rivolta verso il fondo cecale, una lieve depressione che corrisponde all'orifizio valvolare *(Fig. 22a)*. Talvolta l'orifizio è beante, per cui il colon è in comunicazione con l'ultima ansa ileale. Quando la valvola ileo-cecale è prominente, essa può simulare la presenza di una neoplasia *(Fig. 22b)*. Poiché la diagnosi

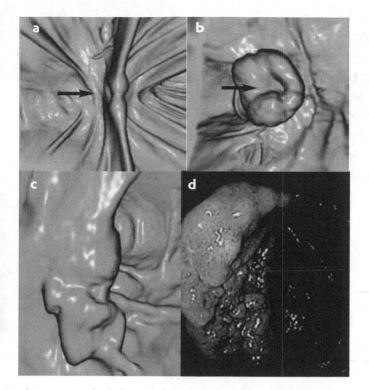

Figura 22 La valvola ileo-cecale normale ha più frequentemente una morfologia di tipo labiale (**a**) e cioè la forma di una plica ispessita. Sul versante rivolto verso il cieco (in genere la faccia inferiore) la valvola normale presenta costantemente una lieve depressione, che corrisponde al suo orifizio (*freccia nera*). Meno frequentemente la valvola ileo-cecale ha una morfologia bulbosa (**b**), che non deve essere confusa per una lesione tumorale. Anche in questo caso la forma simmetrica, i contorni regolari e la visualizzazione dell'orifizio (*freccia nera*) agevolano la diagnosi. La figura (**c**) mostra un'immagine endoluminale di una valvola ileo-cecale con una superficie irregolare. La colonscopia (**d**), eseguita per il sospetto di una lesione evolutiva posto all'esame virtuale, evidenzia una lesione piatta del tipo "*lateral spread tumor*", che è risultato poi essere un adenoma con alto grado di displasia all'esame istologico

differenziale non è sempre agevole, devono essere ricercati i segni radiologici specifici di una neoplasia, quali la densità di tipo parenchimatoso, e la presenza di una superficie irregolare (*Fig. 22c, d*). Infine, poiché una patologia appendicolare può essere la causa dei sintomi, si consiglia di segnalare la presenza dell'appendice, anche quando essa ha un aspetto normale, evidenziando eventuali anomalie di sede.

Polipi e cancro

La semeiotica radiologica ed endoscopica delle lesioni del colon-retto ha molte somiglianze. Per questo, le lesioni riscontrate alla colonscopia virtuale sono ordinate secondo i criteri endoscopici, utilizzando la classificazione di Parigi *[52]*. Essa suddivide le lesioni superficiali del colon in sporgenti, o polipoidi, e piatte *(Fig. 23)*. Le lesioni polipoidi sono ulteriormente suddivise in peduncolate e sessili. La definizione più condivisa di lesione piatta è quella di un reperto del colon che non s'innalza più di 3 mm sopra la mucosa normale *[53]*. Il sistema di Parigi identifica differenti pattern di lesione piatta, con diverso significato evolutivo *[52]*. Le lesioni di parvenza maligna sono classificate secondo il loro aspetto morfologico in vegetanti o infiltranti.

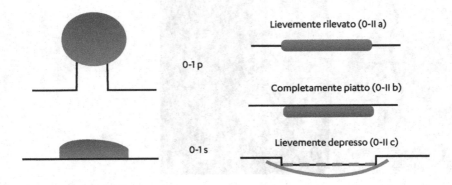

Figura 23 Secondo la classificazione di Parigi [52] le lesioni pre-maligne del colon-retto sono classificate in lesioni polipoidi (0-I) e non-polipoidi (0-II). Le lesioni polipoidi comprendono i polipi peduncolati (0-1p) e i polipi sessili (0-1s). Le lesioni non-polipoidi o piatte comprendono lesioni lievemente rilevate (0-IIa), completamente piatte (0-IIb) e lievemente depresse (0-II c)

Per ogni lesione è misurato il diametro massimo, escludendo il peduncolo, se presente. La misura è eseguita sulla proiezione 2D in cui il diametro della lesione è maggiore, utilizzando una finestra per l'osso (valori di 2000 UH; livello di -400). In principio, la misura del diametro dovrebbe essere più rispondente alla realtà sulle immagini 3D; tuttavia, è da segnalare che con alcuni software la determinazione della grandezza con il 3D non è affidabile. Le lesioni sono classificate in base alle loro dimensioni in piccole, medie e grandi. Sono definiti polipi piccoli, lesioni di dimensioni eguali o inferiori ai 5 mm; polipi medi, lesioni tra 6 e 9 mm; polipi grandi, lesioni di taglia eguale o superiore al cm, con aspetto benigno. Nel referto deve essere precisato in quale dei sei segmenti colici – retto, sigma, discendente, trasverso, ascendente o cieco – si colloca la lesione; è sconsigliato utilizzare le flessure come descrittori, poiché il loro confine con i segmenti contigui è arbitrario. I sospetti riscontri patologici devono essere valutati anche con finestra per l'addome. Questa può fornire elementi utili per la diagnosi e, nel caso di lesioni avanzate, consente di valutare un'eventuale infiltrazione dei tessuti circostanti *(Fig. 1b)*.

Analogamente al BIRADS della mammografia, anche per la colonscopia virtuale è stato proposto nel 2005 un sistema di refertazione delle lesioni neoplastiche, denominato CRADS *[53]*. Per ogni categoria, il CRADS fornisce raccomandazioni e indicazioni su eventuali approfondimenti diagnostici. Alla luce dei nuovi dati sulla storia naturale del carcinoma del colon-retto il CRADS è stato oggi modificato. La *Tabella 16* riassume il sistema di refertazione aggiornato. Di seguito sono elencate le raccomandazioni secondo il risultato della colonscopia virtuale.

C0	• Esame inadeguato (non possono essere escluse lesioni ≥ 10 mm) Se la motivazione è una preparazione inadeguata, può essere consigliata la ripetizione dell'esame con una preparazione più gravosa. Tuttavia, in presenza di sintomi d'allarme si raccomandata il ricorso alla colonscopia tradizionale.
C1	• Esame normale o presenza di lesioni benigne i. Non polipi ≥ 6 mm ii. Lipoma iii.Reperti non neoplastici (es. diverticolosi) Se sono riscontrati multipli (> 3) piccoli polipi (<6 mm) può essere consigliata una colonscopia tradizionale.
C2	• Polipi di dimensioni medie (6-9 mm) Poiché il 25-30% dei polipi di dimensioni medie sono adenomi avanzati, si consiglia il ricorso alla colonscopia tradizionale. Se il paziente rifiuta l'esame tradizionale è ragionevole proporre in alternativa un follow-up con colonscopia virtuale a 2-3 anni.
C3	• Polipi grandi (≥ 10 mm) Poiché la maggioranza dei polipi grandi sono neoplasie avanzate (adenoma avanzato o polipo cancerizzato) si raccomanda la colonscopia tradizionale.
C4	• Massa colica In soggetti con sospetto cancro del colon-retto si consiglia: stadiazione mediante TC con mezzo di contrasto, colonscopia tradizionale + biopsia e visita collegiale.

Tabella 16 Sistema di classificazione delle lesioni coliche e raccomandazioni (C-RADS; modificata da Zalis et al. [53])

C0: esame inadeguato

L'esame è considerato inadeguato se non consente di escludere la presenza di lesioni con dimensioni eguali o superiori al centimetro. La scelta da adottare nel caso di un esame inadeguato dipende da diversi fattori, tra cui l'età, i sintomi, gli eventuali precedenti esami eseguiti dal paziente e il tipo di preparazione effettuata. Se, ad esempio, il paziente ha eseguito l'esame con una preparazione ridotta, potrebbe essere indicata la sua ripetizione con uno schema di preparazione che prevede una dose piena di lassativo. Tuttavia, se i sintomi sono importanti, potrebbe essere meglio ricorrere direttamente a una colonscopia tradizionale, eventualmente in narcosi. In linea generale, poiché in questi casi il comportamento non è univoco, è meglio concordare con il paziente la linea di condotta da adottare.

C1: esame negativo o presenza di piccoli polipi

Secondo l'attuale schema CRADS, l'esame è negativo quando non sono presenti lesioni di dimensioni eguali o superiori ai 6 mm. I piccoli polipi non sono segnalati sul referto e non è necessario procedere oltre. Di seguito sono elencate le principali motivazioni di questa scelta, condivisa pressoché universalmente:

- la colonscopia virtuale riconosce solo una piccola parte dei polipi di diametro inferiore a 6 mm;

- se nel computo sono considerate tutte le lesioni, incluse quelle sotto i 6 mm, l'esame è poco specifico poiché la maggioranza dei piccoli polipi è di natura iperplastica, e quindi priva di potenziale evolutivo. Inoltre, più le potenziali lesioni sono piccole, più elevata è la probabilità di generare falsi positivi;

- studi sulla storia naturale dei piccoli polipi hanno evidenziato la loro scarsa tendenza evolutiva;

- l'identificazione di carcinomi invasivi di diametro inferiore ai 6 mm è un evento eccezionale.

In sintesi, una strategia in cui la colonscopia tradizionale è proposta in tutti i soggetti con una colonscopia virtuale positiva per polipi di qualsiasi dimensione potrebbe rivelarsi inefficace, costosa e dannosa, poiché il numero di esami invasivi inutilmente eseguiti sarebbe molto elevato. Fa eccezione a quanto suddetto, il riscontro di tre o più piccoli polipi; in questo caso, il potenziale evolutivo lievemente maggiore, può consigliare un atteggiamento meno conservativo.

C2: esame positivo, presenza di polipi medi

Nelle casistiche europee, circa il 25-30% dei polipi da 6 a 9 mm ha un'istologia avanzata e quindi una spiccata propensione alla progressione verso il cancro [54]. Per questo, oggi, la colonscopia tradizionale è raccomandata nei pazienti con polipi di dimensioni medie identificati alla colonscopia virtuale. Sono eccezione a questa regola i soggetti anziani e fragili, in cui il target è l'identificazione del cancro, e coloro nei quali è fallito un precedente tentativo di colonscopia. In questi soggetti può essere indicato il follow-up con colonscopia virtuale, con un intervallo che varia secondo le dimensioni e il numero dei polipi riscontrati.

C3: esame positivo, presenza di polipi grandi
Si raccomanda la colonscopia tradizionale in tutti i soggetti in cui sono riscontrati polipi di dimensioni eguali o superiori a 10 mm alla colonscopia virtuale.

C4: esame positivo, riscontro di lesione di aspetto maligno
Nel caso la colonscopia virtuale segnali una o più lesioni del colon-retto di sospetta natura maligna, si consiglia di eseguire una TC con mezzo di contrasto, una colonscopia tradizionale e la biopsia della lesione segnalata alla colonscopia virtuale e di eventuali altre lesioni. In particolari situazioni – ad esempio massa di difficile accesso all'endoscopio e reperto tipico per cancro all'imaging – il paziente può essere inviato direttamente all'intervento chirurgico. Tuttavia, è da ricordare che talvolta la diagnosi differenziale tra lesioni di aspetto neoplastico e infiammatorio può essere difficile (*Fig. 3*).

Altri reperti colici
Nel referto della colonscopia virtuale sono descritti anche eventuali altri reperti colici. Questi sono prevalentemente di natura evolutiva o infiammatoria. Dopo le neoplasie di origine epiteliale, i tumori più frequenti sono i lipomi, facili da diagnosticare per la caratteristica densità adiposa. Le altre neoplasie non epiteliali, quali GIST, carcinoide, linfoma, leiomioma o leiomiosarcoma, sarcoma di Kaposi, melanoma e angiosarcoma, sono molto più rare. Altrettanto rare sono le lesioni non neoplastiche di origine vascolare quali l'angioma, il linfangioma e l'angiodisplasia. L'alterazione infiammatoria più frequente è la complicanza della malattia diverticolare, i cui segni sono spesso tipici e la cui sede prevalente è il sigma (*Fig. 2*).

Reperti extracolici

Poiché la colonscopia virtuale esplora l'intero cavo addominale, parte dello scheletro assile e le basi polmonari, essa è in grado d'identificare reperti che si collocano al di fuori del colon. Secondo la classificazione CRADS i reperti extracolici sono classificati in cinque categorie, in ordine di gravità crescente *(Tabella 17)*. Circa il 52% dei pazienti hanno almeno un reperto extracolico ma solo l'8% ha reperti clinicamente importanti, che richiedono altri accertamenti o una terapia [55]. Nei soggetti asintomatici il numero di reperti rilevanti è inferiore, circa 1-2% [56]. I reperti extracolici sono identificati in misura diversa a seconda di com'è eseguita l'indagine. Se l'esame è eseguito utilizzando un protocollo a bassa dose, l'identificazione dei reperti extracolici è resa difficile dall'elevato indice di rumore presente nell'immagine radiologica. Al contrario, se l'esame è eseguito con protocollo standard dell'addome e con mezzo di contrasto per endovena, i reperti addominali sono identificati con elevata confidenza diagnostica.

E0	Esame inadeguato (artefatti che limitano la valutazione dei tessuti molli)
E1	Esame normale o con varianti anatomiche (es. vena renale sinistra retroaortica)
E2	Riscontri trascurabili (es. cisti, calcificazioni vascolari, isole di compatta, steatosi epatica, ernia iatale, laparocele ecc.). Non sono indicati successivi accertamenti diagnostici.
E3	Riscontri probabilmente irrilevanti dal punto di vista clinico o non del tutto caratterizzabili (es. cisti renale complessa). Secondo le linee guida locali potranno essere indicati altri accertamenti diagnostici.
E4	Riscontri clinicamente importanti (es. aneurismi, masse addominali solide o complesse, noduli polmonari non calcificati $\geq$ 10 mm, adenopatie, ecc.). Informare il medico curante e sottoporre il(la) paziente ai necessari approfondimenti diagnostici.

Tabella 17 Sistema di classificazione dei reperti extracolici e raccomandazioni (C-RADS; da Zalis et al. [53])

Il significato di un reperto extracolico può essere diverso secondo la tipologia del soggetto esaminato. Se l'esame è eseguito in un individuo con una sintomatologia che potrebbe correlarsi anche con una patologia di pertinenza non del colon, il reperto, specie se rilevante, va valutato con estrema attenzione e qualsiasi approfondimento diagnostico eseguito senza indugio. Se l'esame è eseguito nell'ambito di un programma di prevenzione di massa, l'eventuale reperto dovrebbe essere considerato in una logica di popolazione. In questo caso i parametri più rilevanti sono il costo dell'eventuale approfondimento e l'efficacia dell'intervento. Ad esempio, in una logica di popolazione è dimostrato che l'identificazione di un aneurisma di

5 cm in una donna di 65 anni non comporta alcun beneficio, poiché i rischi dell'intervento bilanciano i vantaggi della diagnosi anticipata [57]. Nel caso descritto non dovrebbero essere quindi proposti altri accertamenti diagnostici e/o interventi. Si pone l'accento su come tale logica sia in contrasto con il dovere etico del professionista di segnalare qualsiasi reperto che possa influenzare negativamente le condizioni di salute del suo assistito. La soluzione a questa controversia non sarà semplice ma potrà essere posticipata, poiché oggi non sono ancora avviati programmi di prevenzione di massa con la colonscopia virtuale, se non a livello sperimentale.

In conclusione, quando il radiologo individua un reperto extracolico, deve considerare anche il contesto in cui è chiamato a refertare. Tuttavia, per motivi clinici ed etici, egli è tenuto a segnalare tutti i reperti che, se ignorati, possono condizionare negativamente la salute del soggetto. Poiché la segnalazione di un reperto extracolico può generare ansia, è importante anche il modo con cui il riscontro è comunicato al paziente.

La confidenza diagnostica

Non sempre il radiologo chiamato a valutare un reperto sospetto è sicuro della diagnosi. Se la lesione è ben visibile in entrambe le serie TC, se è cospicua, con una convessità caratteristica, ha una struttura omogenea e una densità parenchimatosa, il lettore avrà probabilmente la certezza di trovarsi di fronte a un polipo sessile. Per contro, se la lesione è apprezzabile in una sola scansione, è piccola e ha una forma atipica, probabilmente il lettore sarà incerto sulla natura del reperto. A priori, egli dovrà decidere se considerare positivo solo il primo reperto, o entrambi. Nel primo caso egli avrà deciso di segnalare esclusivamente i reperti di cui è sicuro, e cioè di refertare con un'alta confidenza diagnostica. Nella seconda eventualità, segnalando anche i reperti incerti, egli ha refertato con una bassa confidenza diagnostica. Che cosa cambia dal punto di vista pratico tra i due modi di leggere? Nel primo caso il lettore non segnalerà alcune lesioni, quelle di cui è meno sicuro; una piccola parte di queste saranno polipi, altre falsi positivi. L'atteggiamento più conservativo comporterà probabilmente una piccola riduzione della sensibilità del lettore, ma un guadagno di specificità. Il numero di esami falsamente indotti dalla colonscopia virtuale sarà quindi minimo. Al contrario, un comportamento spregiudicato del lettore determinerà un lieve incremento del numero di polipi identificati e un incremento, probabilmente più consistente, del numero di falsi positivi. L'atteggiamento più spregiudicato comporterà quindi un piccolo guadagno di sensibilità a fronte di una riduzione più importante della specificità. Quanto sopra descritto è una semplificazione, poiché nella realtà la confidenza diagnostica varia in modo continuo *(Fig. 24)*. A complicare le cose, è opportuno ricordare che un reperto considerato sicuramente patologico da un primo lettore può, all'estremo opposto, essere classificato come negativo da un secondo lettore. La percezione del reperto è, in questo esempio, molto diversa tra lettori e influenzata dall'esperienza e dalle attitudini personali di ciascuno.

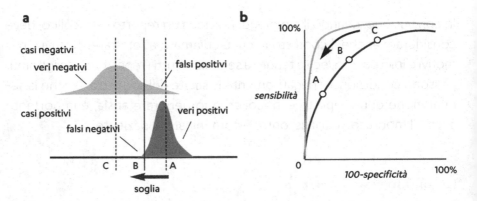

Figura 24 Il concetto di confidenza diagnostica può essere descritto utilizzando le curve ROC, acronimo di *Receiver Operating Characteristic curve*. Nella figura (a) i due istogrammi rappresentano rispettivamente la distribuzione dei valori positivi e negativi; nel grafico della figura (b) sono riprodotti esempi di curve ROC, generati spostando la soglia di riconoscimento sugli istogrammi da destra verso sinistra. L'asse x del grafico rappresenta il rateo di falsi positivi (100-specificità) mentre sull'asse y sono riprodotti i valori di sensibilità. Immaginiamo di variare la confidenza diagnostica in modo continuo passando dal punto A al punto C, dove il punto A corrisponde a un'alta confidenza diagnostica e il punto C a una confidenza diagnostica bassa. Si noti come, man mano che ci si sposta verso sinistra, la sensibilità cresce, ma aumenta anche, in percentuale maggiore, il numero di falsi positivi. Sopra una certa soglia, che corrisponde al punto in cui la curva è in piano, la sensibilità non cresce più mentre continuano ad aumentare i falsi postivi. I valori di confidenza più adeguati per la lettura di un esame di colonscopia virtuale sono quelli che identificano il punto sulla curva più vicino all'angolo superiore sinistro del grafico. Le curve ROC riprodotte nel grafico (b) non solo esprimono come variabile continua il concetto di confidenza diagnostica, ma consentono anche di distinguere il lettore esperto (*nell'esempio la curva verde*) da quello con meno esperienza (*nell'esempio la curva blu*). In altre parole, quanto più l'area sotto la curva è maggiore, tanto più buone sono le prestazioni del radiologo

Dalle informazioni disponibili oggi emerge la necessità di applicare in modo flessibile il concetto di confidenza diagnostica, considerando anche le caratteristiche cliniche del paziente. In un individuo con sintomi d'allarme, e quindi con un'elevata probabilità di malattia, potrebbe essere vantaggioso segnalare anche i reperti dubbi e quindi refertare con una soglia di confidenza diagnostica bassa. Per contro, se l'esame è eseguito nell'ambito di un programma di prevenzione, per evitare di inviare alla colonscopia tradizionale un numero eccessivo di soggetti normali, sarà verosimilmente meglio utilizzare per l'interpretazione una soglia di confidenza più elevata.

Scheda riassuntiva

1) La storia clinica dell'individuo e le indicazioni all'esame occupano la prima parte del referto.

2) Deve essere descritta la preparazione e la tecnica d'esame (tipo di protocollo TC, decubito utilizzato, impiego di dispositivo automatico per l'insufflazione, tipo di preparazione, tipo di marcatura fecale, ecc.).

3) Devono essere descritti eventuali limiti tecnici dell'esame (marcatura fecale disomogenea, segmenti intestinali non adeguatamente distesi, eventuali artefatti da movimento, ecc.)

4) Il referto include una descrizione dei reperti patologici. Di polipi e cancri sono descritti: diametro massimo, sede, forma ed eventuale infiltrazione del tessuto periviscerale.

5) Nel referto è inclusa anche una descrizione dei riscontri extracolici rilevanti. Tuttavia, vanno anche annotate le principali limitazioni dell'esame (assenza del mezzo di contrasto e protocollo a bassa dose).

6) In caso di riscontro di patologia è indispensabile fornire raccomandazioni secondo quanto stabilito dai criteri CRADS modificati.

Come organizzare un servizio di colonscopia virtuale

Introduzione

Negli ultimi anni la colonscopia virtuale si sta gradualmente sostituendo al clisma opaco. Ciò sta determinando un aumento di richieste per il primo esame e, di conseguenza, la necessità di trasferire risorse umane e tecnologia dalle sale di radiologia tradizionale alla TC. Questa piccola rivoluzione culturale richiede modifiche nell'organizzazione del servizio di Radiologia che talvolta sono percepite dal personale come ostacoli difficili da superare. In realtà, la riorganizzazione della diagnostica del colon-retto libera risorse che possono essere destinate ad altri compiti. Nelle prossime sezioni sono elencati i passi da fare per avviare un programma di colonscopia virtuale e le procedure da adottare per mantenere elevata la qualità del prodotto e ridurre il rischio clinico.

Selezione/provenienza dei pazienti

Il primo passo sarà quello di *stimare il numero e la tipologia di afferenza, misure che dipendono principalmente dal tipo di struttura sanitaria in cui è situato il nuovo servizio.* Se collocato in un grosso ospedale, il servizio avrà un'importante afferenza di pazienti ricoverati per cui saranno in percentuale elevata soggetti fragili e/o anziani. Se collocato sul territorio, verosimilmente prevarrà un'afferenza di pazienti ambulatoriali, che generalmente sono in migliori condizioni generali e di conseguenza di più facile gestione.

Il gastroenterologo è l'interlocutore principale del radiologo che vuole avviare un programma di colonscopia virtuale. Con il gastroenterologo sono concordate le indicazioni, la modalità di accesso al servizio di colonscopia virtuale e la tempistica. Tra le varie indicazioni, una colonscopia virtuale richiesta a completamento di un'indagine tradizionale incompleta è illustrata in maggiore dettaglio per le implicazioni sul rischio clinico. Nella pratica clinica, è nostra consuetudine sottoporre lo stesso giorno a colonscopia virtuale soggetti con esame tradizionale incompleto, per evitare loro una seconda preparazione intestinale. Tuttavia, *nei casi in cui l'endoscopia è stata indaginosa, o se sono state eseguite manovre interventistiche (es. resezione di piccoli polipi o biopsie superficiali), si consiglia di eseguire una scansione TC a dose ultra-bassa prima di iniziare l'insufflazione, per verificare che non vi sia aria libera in addome.* Nel caso di resezione di polipi con dimensioni superiori al centimetro, o di muco-sectomia, si consiglia di posticipare la colonscopia virtuale di almeno due set-timane. Quanto sopra enunciato è condiviso da un gruppo internazionale di esperti e non si basa sull'evidenza clinica, poiché oggi non vi sono studi a favore o contro il suddetto modo di operare.

L'introduzione di linee guida condivise per la selezione dei pazienti da inviare ai rispettivi servizi – radiologia e gastroenterologia – può avere un impatto maggiore sull'organizzazione di un servizio di colonscopia virtuale. In uno scenario ideale, soggetti che sono a rischio medio-basso di avere una neo-plasia del colon-retto potrebbero essere indirizzati alla colonscopia virtuale mentre soggetti a rischio alto dovrebbero senz'altro eseguire una colonscopia tradizionale. Altri buoni candidati alla colonscopia virtuale di primo livello sono i soggetti anziani, i fragili e i portatori di malattia diverticolare. Dove realizzato, quest'approccio ha contribuito a ridurre i tempi d'attesa dell'en-doscopia *[58]* e ad aumentare il numero di procedure operative, parte delle quali indotte dalle colonscopie virtuali positive. Tale condotta richiede un'am-pia disponibilità di esami da parte della Radiologia e la riorganizzazione del-l'ambulatorio di gastroenterologia, che deve inserire tra le sue attività la se-lezione dei soggetti da inviare alla colonscopia virtuale.

Una seconda via d'accesso alla colonscopia virtuale è tramite il medico di medicina generale (MMG). Tuttavia, poiché è noto da recenti sondaggi che solo una piccola parte dei MMG è a conoscenza delle potenzialità e dei limiti del test, è indispensabile che essi siano correttamente informati *[59]*. I servizi di Radiologia che raccolgono ampia parte della loro utenza dal territorio dovrebbero mettere in atto programmi informativi mediante la pubblicazione di articoli su riviste specializzate, brochure informative e corsi di aggiorna-mento. Può essere particolarmente utile creare un sito internet, dove medici e i loro utenti si rivolgano per avere informazioni sulle indicazioni all'esame e sui centri che lo eseguono. Un esempio di un sito internet che fornisce in-formazioni di questo genere è www.colonscopiavirtuale.it. Tuttavia, sarà poi necessario adeguare la propria recettività alla crescente domanda che potrà derivare dalle suddette campagne di alfabetizzazione.

Aspetti pratici 1: prima di iniziare

Prima di avviare un programma di colonscopia virtuale è necessario che il personale sia adeguatamente formato, che siano stabilite le procedure operative, definito il percorso del paziente, ed eseguite le opportune modifiche infrastrutturali. Di seguito sono sommariamente elencate le azioni propedeutiche, indispensabili per il buon funzionamento del servizio.

Agende dedicate

La colonscopia virtuale ha una durata di circa venti minuti, il doppio rispetto a qualsiasi altro esame TC; circa la metà del tempo esame è richiesto per distendere il colon. *Poiché la colonscopia virtuale richiede strumentazione dedicata e personale addestrato, è meglio organizzare gli esami in una o due sedute settimanali.*

Attrezzature e infrastruttura

Per eseguire indagini di colonscopia virtuale è necessaria la seguente dotazione di minima: una TC a quattro strati di detettori, un network informatico con velocità di trasferimento dati di 100 megabyte e una stazione di elaborazione con software di visualizzazione dedicato. I minimi requisiti del software sono i seguenti: possibilità di visualizzare immagini 2D – in assiale, coronale e sagittale – e 3D in contemporanea, possibilità di evidenziare insieme le immagini del paziente supino e prono, disponibilità di algoritmo *fly-through* e di strumenti di misura di densità e diametro. In aggiunta sono consigliati sistemi di diagnosi assistita dal computer e referto strutturato.

Accoglienza

È indispensabile una sala d'attesa con una capienza sufficiente ad accogliere tutti i pazienti e nelle sue vicinanze devono essere collocati servizi igienici sufficientemente ampi. Un secondo servizio igienico deve essere accessibile in prossimità degli spogliatoi della sala TC, poiché spesso il/la paziente ha necessità di evacuare al termine dell'esame, per liberarsi di gas e liquido residui. Se il numero di pazienti è elevato, sarà necessario garantire con una maggiore frequenza la pulizia dei servizi igienici.

Operatori sanitari addestrati

Per garantire esami di buona qualità e per ridurre al minimo la probabilità di eventi avversi *è opportuno che gli operatori sanitari siano adeguatamente addestrati all'esecuzione dell'esame e che le competenze di ciascuno siano chiaramente definite.* Le tre figure professionali che come minimo sono richieste per il corretto funzionamento del servizio sono: il medico radiologo, l'infermiere e il tecnico di radiologia. Il primo ha un ruolo di supervisione delle attività, di raccolta dell'anamnesi e del consenso informato, e di verifica della qualità dell'esame. L'infermiere esegue la manovra di distensione del colon tramite insufflatore automatico o mediate dispositivo manuale e si occupa della somministrazione dei farmaci e del mezzo di contrasto. Il tecnico di radiologia imposta il protocollo TC, esegue l'esame e compie una verifica preliminare della sua qualità. È opportuno che *gli operatori sanitari del programma di colonscopia virtuale attendano corsi di formazione specifici prima d'iniziare l'attività.*

Aspetti pratici 2: il percorso del paziente

A seguire sono elencati alcuni consigli pratici che riguardano la gestione del paziente prima e dopo l'esecuzione dell'esame. Uno dei punti critici è la prenotazione dell'esame, poiché spesso l'utente ha difficoltà ad accedere al servizio o gli è richiesto di presentarsi in reparto in fasce orarie molto ristrette. Un secondo punto critico è la gestione del dopo esame, relativamente in particolare alla diagnosi e terapia delle rare complicanze e alla necessità di assicurare un corretto e celere percorso diagnostico al paziente al quale è stata individuata una patologia.

Prenotazione dell'esame

Per evitare disagio all'utenza, *è preferibile che la prenotazione della colonscopia virtuale sia effettuata telefonicamente.* Tuttavia, poiché non sempre l'organizzazione del servizio lo consente, è accettabile che il paziente si presenti in reparto munito di richiesta e della documentazione clinica necessaria per una valutazione di appropriatezza. I presupposti per mettere in atto una procedura di prenotazione telefonica sono la disponibilità di personale amministrativo dedicato e l'utilizzo di una preparazione in cui la marcatura fecale è eseguita lo stesso giorno dell'esame. Se, al contrario, il protocollo prevede l'assunzione del mezzo di contrasto per via orale i giorni precedenti l'esame, verrebbe a perdersi il vantaggio della prenotazione telefonica, poiché il paziente dovrebbe comunque presentarsi in ospedale per ritirare il farmaco.

Consenso informato

Poiché la colonscopia virtuale è una procedura invasiva, è necessario informare chi intende eseguirla sui rischi in cui può incorrere durante, o come conseguenza anche tardiva dell'esame, e ottenere il suo consenso. Il consenso informato è a tutela sia del paziente sia degli operatori sanitari responsabili dell'esame. Esso deve essere scritto in modo semplice e comprensibile ai non addetti ai lavori; nel testo deve essere inclusa una breve descrizione della procedura, cosa avviene prima e dopo la colonscopia virtuale, rischi e benefici dell'esame, ed eventuali contatti nel caso dovesse verificarsi una complicanza tardiva.

Il controllo dell'esame

Per valutare l'eventuale presenza di perforazione e per un giudizio sulla qualità dell'esame è necessario che il medico radiologo esegua un controllo delle immagini TC prima che il paziente scenda dal lettino. Qualora siano identificati segmenti del colon non adeguatamente distesi, egli potrà richiedere un'altra acquisizione TC in decubito laterale.

La gestione post-procedura

I dolori crampiformi, se presenti, regrediscono di solito entro pochi minuti dal termine dell'esame. Tuttavia, come precauzione, *si consiglia di far attendere in reparto i soggetti che hanno eseguito la colonscopia virtuale fino alla completa scomparsa dei sintomi.* È altrettanto importante raccomandare al paziente di rivolgersi al pronto soccorso nel caso d'insorgenza tardiva di sintomatologia addominale acuta. *Se è individuata una lesione clinicamente rilevante, è indispensabile che al momento del ritiro del referto il radiologo illustri l'esito al paziente ed eventualmente lo indirizzi presso il servizio di endoscopia digestiva di riferimento* o provveda lui stesso a prenotare la colonscopia. Poiché il modo più diretto per accrescere il proprio know-how è essere a conoscenza del risultato della colonscopia, è utile archiviare gli esami positivi ed eseguire periodicamente una verifica dei riscontri.

69

Scheda riassuntiva

1) Prima di avviare un programma di colonscopia virtuale è necessario stimare il numero e la tipologia di afferenza, misure che dipendono principalmente dal tipo di struttura sanitaria in cui è situato il nuovo servizio.

2) Il gastroenterologo deve essere l'interlocutore principale del radiologo che vuole avviare un programma di colonscopia virtuale.

3) Se l'endoscopia è stata indaginosa o se sono state eseguite piccole manovre interventistiche, si consiglia di sottoporre il paziente a una TC a dose ultra-bassa per escludere la presenza di aria libera in addome prima di iniziare l'insufflazione.

4) Poiché la colonscopia virtuale richiede strumentazione dedicata e personale addestrato, è preferibile concentrare gli esami in una o due sedute settimanali.

5) È importante che nell'ambito di un programma di colonscopia virtuale gli operatori siano adeguatamente addestrati all'esecuzione dell'esame e che le competenze di ciascuno siano chiaramente definite.

6) È preferibile che la prenotazione della colonscopia virtuale sia effettuata telefonicamente.

7) Poiché la colonscopia virtuale è una procedura invasiva, è necessario informare chi intende eseguirla sui rischi in cui può incorrere durante, o come conseguenza anche tardiva dell'esame, e ottenere il suo consenso.

8) Per valutare l'eventuale presenza di perforazione e per un giudizio sulla qualità dell'esame è necessario che il medico radiologo esegua un controllo delle immagini TC prima che il paziente scenda dal lettino.

9) Si consiglia di far attendere i soggetti che hanno eseguito la colonscopia virtuale fino alla completa scomparsa dei sintomi determinati dalla distensione addominale.

10) Se è individuata una lesione clinicamente rilevante, è indispensabile che il radiologo, al momento del ritiro dell'esame, illustri al paziente l'esito dell'esame ed eventualmente lo indirizzi presso il servizio di endoscopia digestiva di riferimento.

Conclusioni

In pochi anni la colonscopia virtuale ha rivoluzionato la diagnostica per immagini del colon-retto. Oggi il test sta rapidamente sostituendo il clisma opaco, destinato a scomparire nel giro di pochi anni, e in alcuni centri è utilizzato come esame di primo livello al posto della colonscopia, e non solo nei soggetti anziani e fragili. Studi clinici randomizzati ci diranno presto se la colonscopia virtuale avrà un ruolo nello screening del cancro del colon-retto. Come già è avvenuto in altri distretti del corpo umano, quali le vie biliari, in un futuro non lontano, l'endoscopia potrà essere prevalentemente operativa e ciò consentirà un miglior utilizzo delle risorse disponibili.

Il personale sanitario che opera in radiologia non dovrà farsi trovare impreparato, mostrando apertura al cambiamento e disponibilità a modificare i vecchi processi produttivi. Il nuovo percorso diagnostico richiede nuove tecnologie e maggiori conoscenze, e un'interazione diversa, più impegnativa con il paziente. In questo manuale si è voluto indicare una strada e i mezzi per percorrerla ma a che punto arrivare è la scelta di ciascuno.

Bibliografia

1. Vining DJ (2005) Virtual colonoscopy; the inside story. In: Dachman A (ed) Fundamentals of virtual colonoscopy. Springer, New York

2. Pickhardt PJ, Hassan C, Halligan S et al (2011) Colorectal cancer: CT colonography and colonoscopy for detection—systematic review and meta-analysis. Radiology 259(2):393–405

3. AGA Clinical Practice and Economics Committee (2006) Position of the American Gastroenterological Association (AGA) Institute on Computed Tomographic Colonography. Gastroenterology 131(5):1627–1628

4. Radaelli F, Meucci G, Minoli G for the Italian Association of Hospital Gastroenterologists (AIGO) (2008) Colonoscopy practice in Italy: a prospective survey on behalf of the Italian Association of Hospital Gastroenterologists. Dig Liver Dis 40(11):897–904

5. Wilson JA (2010) Colon cancer screening in the elderly: when do we stop? Trans Am Clin Climatol Assoc 121:94–103

6. Halligan S on behalf of the UK SIGGAR investigators (2008) A randomized comparison of CTC versus colonoscopy or barium enema for detection of colorectal cancer in symptomatic patients: the UK SIGGAR study. Abstract SS1 – CT colonography – clinical impact. ESGAR

7. Iafrate F, Hassan C, Zullo A et al (2008) CT colonography with reduced bowel preparation after incomplete colonoscopy in the elderly. Eur Radiol 18(7):1385–1395

8. Keeling AN, Slattery MM, Leong S et al (2010) Limited-preparation CT colonography in frail elderly patients: a feasibility study. Am J Roentgenol 194(5):1279–1287

9. Ng CS, Doyle TC, Courtney HM et al (2004) Extracolonic findings in patients undergoing abdomino-pelvic CT for suspected colorectal carcinoma in the frail and disabled patient. Clin Radiol 59:421–430

10. Levin B, Lieberman DA, McFarland B et al (2008) Screening and surveillance for the early detection of colorectal cancer and adenomatous polyps, 2008: A joint guideline from the American Cancer Society, the US Multi-Society Task Force on Colorectal Cancer, and the American College of Radiology. Gastroenterology 134(5):1570–1595

11. Sali L, Falchini M, Bonanomi AG et al (2008) CT colonography after incomplete colonoscopy in subjects with positive faecal occult blood test. World J Gastroenterol 14(28):4499–4504

12. Almendingen K, Hofstad B, Vatn MH (2003) Does a family history of cancer increase the risk of occurrence, growth, and recurrence of colorectal adenomas? Gut 52(5):747–751

13. Noshirwani KC, van Stolk RU, Rybicki LA et al (2000) Adenoma size and number are predictive of adenoma recurrence: implications for surveillance colonoscopy. Gastrointest Endosc 51:433–437

14. Regge D, Laudi C, Galatola G et al (2009) Diagnostic accuracy of computed tomographic colonography for the detection of advanced neoplasia in individuals at increased risk of colorectal cancer. JAMA 301(23):2453–2461

15. Kang JY, Melville D, Maxwell JD (2004) Epidemiology and management of diverticular disease of the colon. Drugs Aging 21:211–228

16. Regge D, Neri E, Turini F, Chiara G (2009) Role of CT colonography in inflammatory bowel disease. Eur J Radiol 69(3):404–408

17. Chaparro M, Gisbert JP, Del Campo L et al (2009) Accuracy of computed tomographic colonography for the detection of polyps and colorectal tumors: a systematic review and meta-analysis. Digestion 80(1):1–17

18. Liedenbaum MH, Denters MJ, de Vries AH et al (2010) Low-fiber diet in limited bowel preparation for CT colonography: Influence on image quality and patient acceptance. Am J Roentgenol 195(1):W31–W37

19. Mackey AC, Green L, Amand KS et al (2009) Sodium phosphate tablets and acute phosphate nephropathy. Am J Gastroenterol 104(8):1903–1906

20. Nyberg C, Hendel J, Nielsen OH (2010)The safety of osmotically acting cathartics in colonic cleansing. Nat Rev Gastroenterol Hepatol 7(10):557–564

21. Campanella D, Morra L, Delsanto S et al (2010) Comparison of three different iodine-based bowel regimens for CT colonography. Eur Radiol 20(2):348–358

22. Beebe TJ, Johnson CD, Stoner SM et al (2007) Assessing attitudes toward laxative preparation in colorectal cancer screening and effects on future testing: potential receptivity to computed tomographic colonography. Mayo ClinProc 82:666–671

23. DiPalma JA, Wolff BG, Meagher A et al (2003) Comparison of reduced volume versus four liters sulfate-free electrolyte lavage solutions for colonoscopy colon cleansing. Am J Gastroenterol 98(10):2187–2191

24. Yee J, Kumar NN, Hung RK et al (2003) Comparison of supine and prone scanning separately and in combination at CT colonography. Radiology 226(3):653–661

25. Buchach CM, Kim DH, Pickhardt PJ (2010) Performing an additional decubitus series at CT colonography. Abdom Imaging [Epub ahead of print]

26. Burling D, Taylor SA, Halligan S et al (2006) Automated insufflation of carbon dioxide for MDCT colonography: distension and patient experience compared with manual insufflation. Am J Roentgenol 186(1):96–103

27. Shinners TJ, Pickhardt PJ, Taylor AJ et al (2006) Patient-controlled room air insufflation versus automated carbon dioxide delivery for CT colonography. Am J Roentgenol 186(6):1491–1496

28. Taylor SA, Halligan S, Goh V et al (2003) Optimizing colonic distention for multi-detector row CT colonography: effect of hyoscine butylbromide and rectal balloon catheter. Radiology 229(1):99–108

29. Dyde R, Chapman AH, Gale R et al (2008) Precautions to be taken by radiologists and radiographers when prescribing hyoscine-N-butylbromide. Clin Radiol 63(7):739–743

30. Ikegaya H, Saka K, Sakurada K et al (2006) A case of sudden death after intramuscular injection of butylscopolamine bromide. Leg Med (Tokyo) 8(3):194–197

31. Flicek KT, Hara AK, Silva AC et al (2010) Reducing the radiation dose for CT colonography using adaptive statistical

iterative reconstruction: A pilot study. Am J Roentgenol 195(1):126–131

32. Pickhardt PJ (2006) Incidence of colonic perforation at CT colonography: review of existing data and implications for screening of asymptomatic adults. Radiology 239(2):313–316

33. Sosna J, Blachar A, Amitai M et al (2006) Colonic perforation at CT colonography: assessment of risk in a multicenter large cohort. Radiology 239(2):457–463

34. Burling D, Halligan S, Slater A et al (2006) Potentially serious adverse events at CT colonography in symptomatic patients: national survey of the United Kingdom. Radiology 239(2):464–471

35. Lohsiriwat V (2010) Colonoscopic perforation: incidence, risk factors, management and outcome. World J Gastroenterol 16:425–430

36. Hough DM, Kuntz MA, Fidler JL et al (2008) Detection of occult colon perforation before CT colonography after incomplete colonoscopy: perforation rate and use of a low-dose diagnostic scan before CO_2 insufflation. Am J Roentgenol 191:1077–1081

37. Taylor SA, Halligan S, O'Donnell C et al (2003) Cardiovascular effects at multi-detector row CT colonography compared with those at conventional endoscopy of the colon. Radiology 229:782–790

38. Neri E, Caramella D, Vannozzi F et al (2007) Vasovagal reactions in CT colonography. Abdom Imaging 32:552–555

39. Brenner DJ, Hall EJ (2007) Computed Tomography – an increasing source of radiation exposure. N Engl J Med 357:2277–2284

40. Berrington de Gonzalez A, Kim KP, Knudsen AB et al (2011) Radiation-related cancer risks from CT colonography screening; a risk-benefit analysis. Am J Roentgenol 196:816–823

41. Bagshaw M (2008) Cosmic radiation and commercial aviation. Travel Medicine and Infectious Disease 6:125–127

42. Lenhart DK, Babb J, Bonavita J et al (2010) Comparison of a unidirectional panoramic 3D endoluminal interpretation technique to traditional 2D and bidirectional 3D interpretation techniques at CT colonography: preliminary observations. Clin Radiol 65(2):118–125

43. Lee SS, Park SH, Kim JK et al (2009) Panoramic endoluminal display with minimal image distortion using circumferential radial ray-casting for primary three-dimensional interpretation of CT colonography. Eur Radiol 19(8):1951–1959

44. Lawrence EM, Pickhardt PJ, Kim DH et al (2010) Colorectal polyps: stand-alone performance of computer-aided detection in a large asymptomatic screening population. Radiology 256(3):791–798

45. Summers RM, Jerebko AK, Franaszek M et al (2002) Colonic polyps: complementary role of computer-aided detection in CT colonography. Radiology 225(2):391–399

46. Petrick N, Haider M, Summers RM et al (2008) CT colonography with computer-aided detection as a second reader: observer performance study. Radiology 246(1):148–156

47. Halligan S, Mallett S, Altman DG et al (2011) Incremental benefit of computer-aided detection when used as a second and concurrent reader of CT colonographic data: multiobserver study. Radiology 258(2):469–476

48. Regge D, Della Monica P, Correale L et al (2009) The CAD-IMPACT study: computer-aided detection as second reader in a prospective, multicenter setting. RSNA

49. Taylor SA, Robinson C, Boone D et al (2009) Polyp characteristics correctly annotated by computer-aided detection software but ignored by reporting radiologists during CT colonography. Radiology 253(3):715–723

50. Eickhoff A, Pickhardt PJ, Hartmann D et al (2010) Colon anatomy based on CT colonography and fluoroscopy: impact on looping, straightening and ancillary manoeuvres in colonoscopy. Dig Liver Dis 42(4):291–296

51. Regge D, Gallo TM, Nieddu G et al (2005) Ileocecal valve imaging on computed tomographic colonography. Abdom Imaging 30(1):20–25

52. The Paris endoscopic classification of superficial neoplastic lesions: esophagus, stomach, and colon: November 30 to December 1, 2002. (2003) Gastrointest Endosc 58:S3–S43

53. Zalis ME, Barish MA, Choi JR et al for the Working Group on Virtual Colonoscopy (2005) CT colonography reporting and data system: a consensus proposal. Radiology 236:3–9

54. Regula J, Rupinski M, Kraszewska E et al (2006) Colonoscopy in colorectal-cancer screening for detection of advanced neoplasia. N Engl J Med 355(18):1863–1872

55. Siddiki H, Fletcher JG, McFarland B et al (2008) Incidental findings in CT colonography: literature review and survey of current research practice. J Law Med Ethics 36(2):320–331

56. Gluecker TM, Johnson CD, Wilson LA et al (2003) Extracolonic findings at CT colonography: evaluation of prevalence and cost in a screening population. Gastroenterology 124(4):911–916

57. U.S. Preventive Services Task Force (2005) Screening for abdominal aortic aneurysm: recommendation statement. Ann Intern Med 142(3):198–202

58. Behrens C, Stevenson G, Eddy R et al (2010) The benefits of computed tomographic colonography in reducing a long colonoscopy waiting list. Can Assoc Radiol J 61(1):33–40

59. Marshall DA, Johnson FR, Kulin NA et al (2009) How do physician assessments of patient preferences for colorectal cancer screening tests differ from actual preferences? A comparison in Canada and the United States using a stated-choice survey. Health Econ 18(12):1420–1439

Printed in the United States
By Bookmasters